KB049898

개정판

혈액투석을 *시작하게* 되었습니다

환자와 가족을 위해 쉽게 쓴 혈액투석 안내서

혈액투석을 시작하게 되었습니다

초　판 1쇄 인쇄일 2019년 7월 31일
초　판 3쇄 발행일 2021년 3월 10일
개정판 1쇄 발행일 2024년 3월　5일

지은이 유선진
펴낸이 양옥매
디자인 송다희 표지혜
교　정 조준경
마케팅 송용호

펴낸곳 도서출판 책과나무
출판등록 제2012-000376
주소 서울특별시 마포구 방울내로 79 이노빌딩 302호
대표전화 02.372.1537　**팩스** 02.372.1538
이메일 booknamu2007@naver.com
홈페이지 www.booknamu.com
ISBN 979-11-6752-458-4 (03510)

개정판

혈액투석을 *시작하게* 되었습니다

환자와 가족을 위해 쉽게 쓴 혈액투석 안내서

 유선진 지음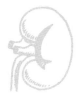

  만성콩팥병과 혈액투석 치료를 받는 환자들을 주로 만나는 진료의 현장에서 정확한 의학 지식의 전달자가 되기 위해 노력하고 있습니다. 만성콩팥병은 감기, 배탈, 고혈압, 당뇨병과 같이 흔히 만나 볼 수 있는 질환이 아닙니다.

  막상 콩팥 기능이 나빠졌다는 이야기를 듣게 되면 일반 병원에서 콩팥질환에 대해 설명을 자세히 듣기가 매우 어려운 것이 현실입니다. 그렇다고 상급종합병원을 가게 되면, 대기시간이 길 뿐만 아니라 짧은 진료 시간 내에 자세한 설명을 듣기도 매우 어렵습니다.

  우리나라는 세계 최고 속도의 고령화라는 여태까지 겪어 보지 않았던 일들을 앞으로 겪게 될 것입니다. 서구화된 식생활과 고혈압, 당뇨병의 유병률 증가에, 세계에서 가장 빠른 고령화는 만성콩팥병 인구의 급속한 증가로 이어질 것으로 보입니다. 이에 많은 사람들에게 생소한 콩팥 질환에 대한 양질의 지식이 필요하다고 생각됩니다.

만성콩팥병이 악화되어 말기콩팥병으로 진행되면 암보다
도 무서운 병으로 변합니다. 암 치료 성적은 꾸준히 상승하
여 한국인의 5년 평균 암생존율은 70%까지 상승했다고 합
니다. 이에 반해, 당뇨병에 의해 말기콩팥병이 생기게 되면
1년 내에 사망할 확률이 20%가 넘습니다. 하지만 막상 콩
팥질환에 대한 지식들을 검색해 보면, 의료인이 아닌 사람
들이 이해하기에 너무 어렵게 쓰인 글이 많습니다. 특히,
속설이나 검증되지 않은 무분별한 정보를 사실인 것처럼
쓴 글들도 많습니다.

이 책은 고혈압이나 당뇨병 등의 합병증으로 자기도 모르
는 사이에 나빠질 수 있는 콩팥질환에 대한 길잡이가 되기
위해 쓴 책입니다. 의료인이 아닌 분들을 위해, 남녀노소
쉽게 이해할 수 있는 글이 되고자 합니다. 마치 달에 착륙
한 우주인이 달에 첫걸음을 내딛는 것처럼, 혈액투석이라
는 치료를 받는 분들은 병이 생소하고 어떤 치료를 받게 될
지 모르는 불안감이 있으리라 생각됩니다. 그런 분들이 쉽
게 이해할 수 있도록 혈액투석을 받을 때 생길 수 있는 일
들에 대한 예를 들어 에피소드 형식으로 집필했습니다.

인공지능이 나오고, 의사가 해야 할 일은 무엇인지 생각
해 보는 계기가 되었습니다. '과연 의학이 일부 의료인들만

더 잘 알고 있는 분야가 될까? 인터넷으로 검색되는 의료 지식들이 의사들이 알고 있는 것보다 더 정확한 최신 지식을 반영하게 된다면, 이렇게 지속될 수 있을까? 우리는 그저 정보의 일방성만을 이용하여 의료인이라는 직업을 유지하려고 하는 것은 아닐까?'

실제로 인공지능을 응용하여 진료하는 경우, 의사들보다 훨씬 더 오진율도 낮고 적절한 처방을 하는 일이 일어나고 있습니다. 예전에 의대를 다닐 때 배웠던 의학 지식들 중에는 이미 잘못된 것이라는 사실이 밝혀져 사장되어 버린 것들도 많습니다.

이 때문에 지금 의대 교육은 쏟아져 나오는 의학 저널과 지식들에 대해 일방적으로 강의를 하는 것이 아니라, 최신 지식이 어디 있는지를 가르쳐 주는 것이 될지도 모른다고 합니다. 현대의학은 근거 중심의 의학에서 과학 중심의 의학이 되고 있습니다. 자기만의 비방으로 몇 명이 좋아졌다고 하여 그것을 사실로 믿으며 경험으로 치료하던 시대는 지나가고 있습니다.

이렇게 변화하는 의료 환경과 고령화 사회 속에서도 변하지 않는 가치란 존재합니다. 우리나라의 평균 수명은 세계 어느 나라보다 빨리 증가하였지만 건강 수명은 짧다고

혈액투석을 시작하게 되었습니다

알려져 있습니다. 아무리 정보화 사회가 되고 지식이 발달하여도 건강이라는 가치는 그 무엇보다도 중요해지고 있습니다. 건강한 신체를 떠나서는 아무것도 있을 수가 없습니다. 세계적으로 높은 노인 빈곤율과 짧은 건강 수명, 만성질환에 대한 경계심 부족은 온 사회가 다 같이 노력해서 극복해야 할 과제일 것입니다.

변화는 작은 것에서부터 시작된다고 합니다. 혈액투석을 시작하는 가족이 있거나, 콩팥 기능이 나빠져서 걱정이 되거나, 고혈압, 당뇨병 등의 만성질환이 있는 분들에게 도움이 되었으면 하는 바람으로 이 책을 썼습니다. 무엇을 이야기하는가보다는 어떻게 이야기하느냐가 중요합니다

외계어와 같은 의학 지식을 쉽게 이해할 수 있는 글이 되고자 하였습니다. 의학논문과 같이 참고문헌과 근거가 있는 글로 채우게 되면 다시 의료인들을 위한 글이 될 것 같아 의료 지식은 최소화하여 참고만 하도록 하였습니다. 날로 늘어나고 있는 만성콩팥병과 투석 치료를 받는 분들에게 작은 도움이 된다면 그보다 더 좋은 일은 없을 것 같습니다.

2024년 3월
유선진

Contents

Part 9 > 혈액투석의 실전 4

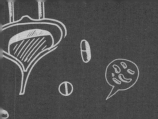
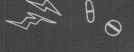

Part <u>1</u>

혈액투석이
무엇인가요?

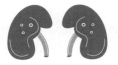

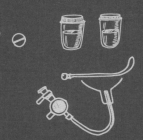

콩팥 기능이
나빠졌대요

———— ◆ ————

68세 나건강 씨는 평상시 건강에는 자신이 있었다. 30대 후반부터 고혈압이 있었으나 꾸준히 병원을 다니며 혈압약*을 복용하고 있었고, 일주일에 1-2회 등산을 하는 등 큰 문제없이 생활을 하였다.

서울에서 지방으로 이사를 가게 된 나씨는 그 지역의 병원으로 옮기게 된다. 의사는 고혈압은 합병증이 중요한 병이니 혈액 검사와 소변 검사를 해 보자고 한다.

나씨　네, 뭐 한번 해 보죠.

며칠 후 검사 결과를 들으러 간 나씨는 신장 기능이 많이 나빠져서 상급종합병원으로 가서 진료를 봐야 한다는 말을

———————————————————

* '혈압강하제'를 편의상 일반적으로 많이 쓰이는 '혈압약'이라고 표현하겠습니다.

　　　　　　　혈액투석을 시작하게 되었습니다

듣게 된다.

나씨　아니, 얼마나 많이 나빠졌길래 그런 거죠?

의사　콩팥 기능을 대표하는 크레아티닌의 정상 수치는
1.2 mg/dℓ 이하입니다. 그런데 검사 결과가 5.8 mg
/dℓ입니다. 크레아티닌으로 환산한 사구체여과율
은 10 ㎖/min/1.73㎡로 투석을 준비해야 하는 수
치입니다. 정밀 검사가 필요하니, 상급종합병원으
로 진료의뢰서를 발행해 드릴게요.

청천벽력 같은 얘기였다. 나씨는 급하게 서울에 있는 아
들에게 전화를 걸었다.

나씨　내가 투석을 받아야 할 정도로 신장 기능이 나빠
졌대.

아들　아니, 뭐라고요?

주변에서 갑자기 콩팥 기능이 나빠졌다는 분들을 만나 볼
수가 있습니다. 콩팥이 나빠지면 몸이 붓거나, 소변에 거
품이 보이는 등의 증상이 생길 수 있다고 알려져 있습니다.

하지만, 콩팥 기능은 아주 많이 나빠지기 전까지는 아무 증상이 없는 경우가 더 많습니다.

만성콩팥병은 당뇨병, 고혈압, 사구체신염 등의 원인으로 인해 콩팥 기능이 나빠지는 병입니다. 사구체여과율이 15 ㎖/min/1.73㎡ 이하로 떨어지게 되면 '말기콩팥병'이라고 하며 신대체요법(혈액투석, 복막투석, 신장이식)을 받아야 합니다.

혈액투석을 시작하게 되었습니다

혈액투석을
준비하라고 합니다!

———— ◆ ————

  자신의 신장 기능이 나빠졌다는 이야기를 들은 나건강 씨
는 종합병원의 신장내과전문의를 만나게 된다.

의사 고혈압이 있었던 게 몇 년이나 됐나요?

나씨 약을 복용하기 시작한 지 30년 정도 된 거 같아요.

의사 그동안 건강검진이나 혈액, 소변 검사를 해 보지는
       않았나 봐요?

나씨 네, 혈압약을 복용하면서 혈압에는 큰 문제가 없었
       거든요. 특별한 증상이 없어서 검사는 안 해 봤고,
       혈액검사는 이번이 처음이었던 것 같아요.

의사 네, 고혈압은 합병증이 생길 수 있는 병이니 주기
       적으로 혈액, 소변, 흉부방사선, 심전도 등을 검사
       하면서 문제가 생기는지 살펴봐야 하는 병입니다.
       의뢰한 병원의 검사 결과를 보니 콩팥 기능이 많이
       나빠진 상태에서 오신 거라서요. 정밀 검사를 해

보겠습니다.

아들　지금 상태라면 어떻게 되시는 거죠?

의사　정밀 검사 결과가 나와 봐야 알겠지만, 콩팥 기능
이 많이 떨어져서 투석 치료를 받아야 하는 상황일
듯합니다.

나씨　아니, 혈압약도 꾸준히 먹었고 혈압도 많이 높지
않았는데 왜 콩팥 기능이 나빠지나요?

의사　콩팥은 심장에서 보낸 혈액의 20%를 받아서 노폐
물을 걸러 주기 때문에 특히 혈압에 의해 많은 영
향을 받는 기관입니다. 고혈압에 의해 콩팥 기능이
나빠져도 아주 많이 진행되기 전까지는 아무 증상
이 없는 경우가 많습니다. 그래서 정기적으로 검사
를 받아야 해요. 혈압이 잘 조절되는 것도 중요하
지만, 콩팥 기능이 나빠지거나 다른 합병증이 생기
는지를 살펴봐야 합니다.

　콩팥 기능과 혈압은 떼려야 뗄 수 없는 관계입니다. 심장
에서 나온 혈액은 대동맥에 연결된 신장동맥을 통해 혈액
을 받아 노폐물을 걸러 주는 역할을 하고 있습니다. 심장과
아주 가까운 거리에 있어, 심장이 뛸 때마다 혈압은 지속적

으로 콩팥에 영향을 미칩니다. 모세혈관이 모여 있는 콩팥 안의 사구체가 압력을 그대로 전달받기 때문입니다. 이와는 반대로 콩팥 기능이 나빠지면 오히려 고혈압이 생기거나 악화될 수 있습니다. 콩팥의 주된 기능인 혈액 순환량을 결정하는 기능이 손상되기 때문입니다.

나의 콩팥 기능은 몇 점?
몇 프로?

병원에서 하는 혈액 검사 중, 콩팥 기능을 대표하는 수치에는 크레아티닌이 있습니다. 혈액 검사를 받는다면 일반적으로 크레아티닌은 거의 다 포함됩니다. 그러니 병원에서 혈액 검사를 받은 적이 있다면 콩팥 기능은 한 번쯤 살펴본 것이라고 할 수 있습니다. 일반적으로 1.2 mg/dℓ 이하가 정상이며 근육량이 적은 여성과 고령에서는 1.0 mg/dℓ 이하가 정상입니다.

크레아티닌은 근육에서 일정량이 유리되고 사구체에서 여과된 후에는 재흡수가 거의 되지 않기 때문에 콩팥 기능의 지표로 사용됩니다. 크레아티닌은 콩팥 기능을 잘 반영하지만 단점도 있습니다. 조기에 콩팥이 나빠진 것을 잘 반영하지 못하기 때문입니다. 같은 1.2 mg/dℓ이 나오더라도 개인에 따라 콩팥 기능은 많이 나빠진 경우일 수도 있습니다. 예를 들면 고령의 여성 같은 경우에는 사구체여과율이 60 ㎖/min/1.73㎡ 미만으로 계산될 수 있습니다. 하지만 젊고 건장한 남성은 정상일 수 있습니다. 근육량이 적은 여성이나 노인은 크레아티닌이 낮을 수 있고 콩팥 기능에 이상이 있음에도 불구하고 정상으로 측정될 수 있기 때문입니다. 다음은 혈청크레아티닌이 1.2 ㎎/㎗으로 모두 같음에도 불구하고 나이, 성별에 따라 추정사구체여과율이 얼마나 차이가 날 수 있는지를 보여 주는 표입니다.

:: 추정사구체여과율 계산 예(CKD-EPI Creatinine 2009 Equation) ::

혈청크레아티닌	나이	성별	추정사구체여과율
1.2 ㎎/㎗	25세	여자	63 ㎖/min/1.73㎡
1.2 ㎎/㎗	80세	여자	43 ㎖/min/1.73㎡
1.2 ㎎/㎗	25세	남자	84 ㎖/min/1.73㎡
1.2 ㎎/㎗	80세	남자	57 ㎖/min/1.73㎡

또한 콩팥 기능이 나빠졌을 때뿐만 아니라 여러 가지 다

른 원인에 의해서도 상승할 수 있습니다. 크레아티닌은 운동을 심하게 한 경우, 탈수가 있거나, 근육 보충제를 복용한 경우, 약물에 의해서 상승할 수도 있습니다.

추정사구체여과율(eGFR, estimated glomerular filtration rate)은 콩팥이 얼마나 노폐물을 잘 걸러 주는지를 수치로 표기한 것입니다. 실제 사구체여과율을 측정하는 것은 쉽지가 않고 복잡하여 추정사구체여과율을 주로 사용하며, 크레아티닌을 통해 알아볼 수 있습니다. 크레아티닌, 나이, 인종, 성별을 반영하여 추정하는 수치입니다. 보통은 크레아티닌을 검사할 때 자동으로 계산하여 검사 결과지에 함께 표기해 줍니다. 하지만 크레아티닌만 나오고, 추정사구체여과율 함께 표기하지 않는 경우도 아직 있습니다.

검사 기준에 따라, 크레아티닌이 1.5 ㎎/㎗ 이하인 경우를 정상으로 판독하기도 합니다. 그러면 아직 콩팥 기능이 많이 나빠지지 않은 1.3-1.4 ㎎/㎗를 정상으로 판독할 수도 있습니다. 그러나 이렇게 될 경우, 정말 잘 관리받아야 하는 콩팥병의 초기 단계를 놓치는 경우도 생길 수 있습니다.

만성콩팥병의 단계는 1단계에서 5단계로 나눌 수 있습니다. 병의 이름도 익숙하지 않은데 단계까지 나뉘어 있으니 이해가 어렵죠? 다음의 표와 같습니다.

만성콩팥병의 단계	사구체여과율(㎖/min/1.73㎡)
정상/1단계	≥ 90
2단계	60-89
3단계	30-59
4단계	15-29
5단계	⟨ 15

사구체여과율을 콩팥 기능의 점수나 남아 있는 콩팥 기능의 수치로 생각하면 됩니다. 90점 이상이면 거의 만점에 해당하죠? 혹은 90% 이상이니 정상이라고 이해하면 됩니다. 사구체 여과율이 50이라면 50점, 즉 50%가 남아 있다는 뜻이 됩니다. 표에 따르면 만성콩팥병 3단계에 해당되며 콩팥 기능이 악화되지 않도록 정기적인 검사를 실시하고, 저염식을 실천해야 하는 단계입니다.

만일 병원에서 정기 검사를 받으신다면 크레아티닌을 확인하고 추정사구체여과율을 찾아보세요. 검사 결과지에 크레아티닌만 나와 있다면 간단한 스마트폰 앱으로 자신의 추정사구체여과율을 알 수 있습니다. 콩팥 기능이 몇 점인지, 몇 프로가 남았는지 알 수 있겠죠?

((♦)) 스마트폰앱

· 플레이스토어, 앱스토어에서 eGFR 검색

· eGFR Calculators (National Kidney Foundation) 앱 설치

📋 사용법

· CKD-EPI Creatinine 2009 Equation (Preferred method) 선택

· Scr: 크레아티닌 수치 입력, Age: 나이 입력, Gender: 성별 선택

· Race: Other 선택

혈액투석을 시작하게 되었습니다

혈액투석과
복막투석이 뭐죠?

———— ◆ ————

　정밀 검사를 진행한 나건강 씨는 2-3개월 이내에 투석을 시작해야 한다는 얘기를 듣게 된다. 복막투석과 혈액투석 두 가지가 있다는데, 이에 가족들은 더 큰 궁금증과 걱정이 생겼다. 입원해 있는 나건강 씨와 가족들은 주치의를 만나게 되는데….

아들　두 가지 투석 치료 방법이 있다고 하던데요.

의사　네, 투석 치료에는 혈액투석과 복막투석, 두 가지가 있습니다. 간단히 설명 드리자면, 혈액투석은 기계를 이용해서 혈액을 거른 후 다시 넣어 주는 방법입니다. 복막투석은 복부에 관을 넣은 뒤 복막투석액을 복막 안에 넣어 3-4시간 정도 있다가 빼내는 방법입니다. 가장 큰 차이가 있다면 혈액투석은 의료진과 기계가 주도적으로 해주는 치료이고, 복막투석은 본인이나 가족이 주도적으로 하는 치료라는 것입니다.

나씨 아니, 복막투석은 직접 물을 넣어야 한다고요? 배에요?

의사 네, 처음에는 병원에서 하는 방법을 가르쳐 드리고, 퇴원을 하게 되면 댁에서 직접 하시는 겁니다.

나씨 아이고! 얘들아, 집에서 그런 걸 어떻게 하니? 난 모르겠다.

의사 복막투석의 장점은 복막투석액만 있다면 병원에 오시지 않아도 치료가 가능하기 때문에 일상생활이 좀 더 자유롭고 음식 제한이 좀 더 적다는 장점이 있습니다. 혈액투석의 경우, 일주일에 3회 혈액투석을 하는 병원을 직접 방문해서 치료해야 합니다.

아들 네, 대략 어떤 치료인지는 이해가 됐습니다. 가족들과 상의해 볼게요.

2022년 현재 우리나라에서 신대체요법을 받는 등록 환자는 134,826명으로 이 중 79.4%인 107,015명이 혈액투석을 받고 있으며, 4.1%인 5,600여 명은 복막투석을 받고 있습니다. 신장이식을 받은 환자는 16.5%인 22,224명입니

혈액투석을 시작하게 되었습니다

다. 재택 치료 요법인 신장이식, 복막투석의 비중이 낮은
이유로는 고령화에 따라 신장이식을 하기에는 적절하지 않
거나, 당뇨병의 유병률이 높아 이에 따른 망막증 등의 합병
증으로 복막투석을 받을 수 없는 경우가 많은 것으로 추정
됩니다. 반면 혈액투석은 의료진을 병원에서 만나서 이루
어지므로 급속히 고령화가 되고 있는 우리나라에서는 혈액
투석의 비율이 다른 나라에 비해 많이 높은 편입니다. (대한
신장학회 말기신부전 등록사업 2022).

동정맥루가
뭔가요?

———— ◆ ————

   혈액투석을 받기로 결정한 나건강 씨는 동정맥루 수술을 받아야 한다는 얘기를 듣는다. 투석이 무엇인지도 잘 알지 못하는 상황에서 수술이라니…. 병실로 외과 의사가 찾아왔다.

외과의   안녕하세요? 외과의사 손재주입니다.

나씨   아, 네. 안녕하세요.

외과의   제가 오늘 온 이유는 혈액투석에 혈관수술이 왜 필요한지에 대해서 말씀드리기 위해서입니다. 혈액투석을 하기 위해서는 혈액투석기로 충분한 양의 혈액을 보내 줘야 하는데, 일반 정맥에서는 그만큼의 혈류량을 얻을 수 없습니다. 그래서 팔에 있는 동맥과 정맥을 이어 주는 수술을 합니다. 그렇게 하면 동맥의 압력에 의해 정맥의 크기가 커져서 훨씬 많은 양의 혈액을 혈액투석기로 보내 줄 수 있게 됩니다. 오른손잡이신가요?

나씨   갑자기 그건 왜요? 네, 오른손잡이죠.

외과의 오른손잡이시면 보통은 잘 쓰지 않는 왼팔에 수술을 하게 됩니다. 물론 혈관의 상태에 따라 달라질 수는 있습니다.

나씨   아니, 그건 그렇고 동맥과 정맥을 이어 주면 문제가 안 생기나요?

외과의 네, 수술을 받게 되면 처음에는 팔이 붓거나 저린 감각이 생기는 등 이상이 생길 수 있지만 시간이 지나면 해결되는 경우가 많습니다.

나씨   수술 시간은 얼마나 걸리나요?

외과의 통상 2시간 전후입니다. 부분마취로 진행합니다.

나씨   수술받은 혈관으로 투석을 바로 할 수 있나요?

외과의 보통 자가혈관을 사용한 경우에는 통상 8주 이상의 성숙 시간이 필요합니다. 자가혈관의 상태가 좋지 않은 경우에는 인조혈관을 이식받기도 합니다. 인조혈관은 자가혈관과 같이 성숙 시간을 필요로 하지는 않지만 팔에 인공 구조물을 이식받다 보니 수술 부위에서 자리를 잡는 데 시간이 걸립니다. 가끔은 이물 반응이 생길 수도 있어요. 급히 투석을 받아야 하는 경우에는 좀 더 빨리 사용할 수도 있어요. 하지만 수술 부위 상처가 아물고 부기가 가라앉아야 사용이 가능해지거든요. 수술 부위 회복 속도에는 개인차가 있지만 보통은 4주 정도 기다려야 하는 경우가 많아요.

　동정맥루는 혈액투석을 받는 환자에게 아주 중요합니다. 혈관이 제대로 확보되어 있지 않으면 혈액투석을 할 수 없습니다. 급히 혈액투석이 필요한 경우에는 혈액투석유치카테터를 목 부위 대혈관에 넣어 투석을 하게 됩니다. 단, 목 부위가 불편하고 오래 사용할 수 없으며 균 감염에 취약하다는 단점이 있습니다.

:: 동정맥루 (자가혈관) ::

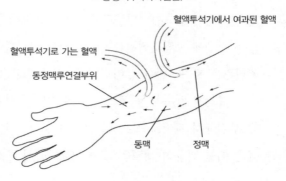

혈액투석기에서 여과된 혈액

혈액투석기로 가는 혈액

동정맥루연결부위

동맥　　정맥

혈액투석을 시작하게 되었습니다

:: 인조혈관 이식술 ::

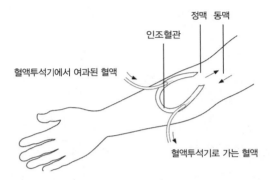

:: 혈액투석유치카테터 ::

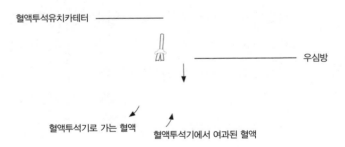

혈액투석이
4시간이라고요?

———◆———

수술에다가 각종 검사를 받고 많이 지쳐 있는 나씨는 인공신장센터에 혈액투석이 무엇인지에 대한 강의를 들으러 가게 된다. 약 10여 명이 모였는데, 그중에는 혈액투석 예정인 환자, 보호자, 응급으로 혈액투석을 시작했다는 환자도 와 있었다. 당뇨병으로 혈액투석을 시작한 김과식 씨와 나란히 앉게 된다.

간호사 안녕하세요? 오늘은 혈액투석이 어떻게 진행되는지 알려 드리려고 여러분들을 모시게 되었어요. 투석실에는 감염에 취약한 환자들이 아주 오랫동안 같은 공간에 계시게 되니 가급적 보호자나 의료진 외에는 출입을 삼가 주셔야 합니다.

나씨 질문이 있는데요. 아주 오랫동안이라고 하셨는데 얼마나 오래인가요?

간호사 네, 혈액투석을 시작하여 끝날 때까지 4시간이 걸립니다. 준비하고 소독하고 지혈까지 하게 되면 5시간 가까이 투석실에서 지내시게 되는 거니 아주 긴 시간이죠. 하루의 5시간을, 일주일에 3회 오시니 거의 제2의 집이라고 할 수 있겠네요.

김씨 아니, 무슨 치료를 그렇게 오래 합니까? 지난번에 3시간도 지루하던데.

간호사 혈액투석 치료를 일주일에 3회 받으며 2-3일분의 노폐물을 제거하게 됩니다. 주말을 보내고 오신 날은 3일분의 노폐물과 수분을 한꺼번에 제거하게 되니 몸에 많은 변화가 한꺼번에 생기게 돼요. 짧은 시간에 노폐물을 많이 제거하면 몸에 많은 부담을 주게 되고 또 그렇게 할 수도 없어요. 72시간 동안 콩팥이 하던 일을 4시간 만에 기계가 다 해낸다는 게 어려운 일인 거죠.

보통 투석실은 월·수·금 오전·오후, 화·목·토 오전 이렇게 스케줄이 있습니다. 물론 그 시간 말고도, 월·수·금 야간, 화·목·토 오후를 하는 병원도 있어요. 일주일에 3회 병원에 오셔서 미리 정해진 시간에 정해진 자리에서 치료를 받게 됩니다. 예를 들면, 월·수·금 5번 자리 오전 7시 시작 11시 종료, 그사이 소독 및 준비 과정이 있고, 그다음 분은 오전 11시 반에서 오후 3시 반 사이에 치료하는 방식입니다.

혈액투석에는 많은 시간이 걸립니다. 노폐물을 걸러 내고 수분도 제거하기 위해서는 충분한 시간이 필요하기 때문입니다. 거의 이틀 간격으로 4시간을 병원에서 팔을 거의 움직이지 못하는 상태로 누워 있다는 것은 아주 힘든 일입니다. 일반 혈액투석보다 노폐물을 많이 걸러 줄 수 있는 고효율투석이나 혈액여과투석(hemodiafiltration, HDF) 등의 치료가 개발되었으나 아직 혈액투석 시간을 줄여 줬다는 긍정적인 결과가 나온 적은 없습니다.

혈액투석을 시작하게 되었습니다

◇ 알기 쉬운 의학 지식 2

검사에서 혈뇨,
단백뇨가 나왔는데 어떻게 해야 하죠?

주변에 건강검진을 받았는데 혈뇨나 단백뇨가 있다는 분들을 흔히 만날 수 있습니다. 하지만 바쁜 일상생활 때문에 병원을 제때 찾지 못해 정밀 검사를 해 보지 않은 경우가 많습니다. 이번에는 많이 궁금해하시는 혈뇨와 단백뇨를 나누어서 살펴보겠습니다.

1. 혈뇨

혈뇨는 눈으로 보이는 육안적 혈뇨와 눈으로는 보이지 않으나 검사에서만 보이는 현미경적 혈뇨로 나누어 볼 수 있습니다. 적은 양의 혈뇨가 한 번 발견되었다고 하여 바로 정밀검사를 진행하지는 않습니다. 2-3회 재검하여 혈뇨가 지속적인지, 단백뇨가 함께 있는지, 혈뇨를 생기게 할수 있는 원인 질환이 있는지 등을 살펴보게 됩니다.

눈으로 보이는 육안적 혈뇨의 경우는 소변색으로 알 수 있으니 병원을 찾는 원인이 됩니다. 육안적 혈뇨의 흔한 원인은 바이러스 등에 의한 감염성 질환을 앓은 후에 생기는 경우, 요로결석에 의해 요관이나 방광에 출혈이 생긴 경우, 방광에 균이 자라서 생기는 출혈성 방광염 등이 있습니다. 흔하지는 않지만 사구체신염, 방광암이 원인일 수도 있습니다.

소변 색에 이상이 없고 눈으로 보기에 정상이지만 소변검사에서는 적혈구가 보이는 경우를 현미경적 혈뇨라고 합니다. 심하게 운동을 하거나, 감기 몸살 등을 앓은 경우 등에도 현미경적 혈뇨가 보일 수 있습니다. 요로결석, 사구체신염, 혈관염도 원인이 될 수 있습니다.

가끔은 비뇨기계 암이 원인이 될 수 있습니다. 흡연력, 고령 등 암의 위험도에 따라 영상진단을 시행하기도 합니다. 신장초음파검사, 방광경내시경검사, 요로조영술, 비뇨기계 컴퓨터단층촬영(CT) 등이 필요에 따라 시행해 볼 수 있는 대표적인 비뇨기계 영상진단 검사입니다.

단백뇨가 없이 현미경적 혈뇨만 있는 경우 정확한 원인 파악을 위해 콩팥조직검사를 시행하지는 않습니다. 조직검사 결과로 대부분 경증의 사구체신염으로 진단이 되고, 3-6개월 간격으로 주기적 추적검사만 권유받게 됩니다. 이런 경우 출혈 등의 합병증이 우려되는 콩팥조직검사는 유용성이 많이 떨어집니다. 조직검사를 하지 않아도 주기적으로 검사를 받으며 진료를 한다면 악화되지 않는 경우가 많기 때문입니다.

2. 단백뇨

단백뇨는 소변으로 빠져나온 단백질이 검출되는 것으로, 소변 검사에서 이상 소견이 있어 신장내과로 의뢰되는 경우가 많습니다. 병적인 단백뇨가 아니라 심한 운동, 육류 섭취 등에 의해 일시적으로 발견된 경우가 많아 2-3회 재검을 해봐야 합니다. 소변검사스틱으로 단백뇨를 검사해 볼 수 있지만 좀 더 정확하게 단백뇨 양을 측정하는 방법이 있습니다. 24시간 동안 소변을 모아 단백뇨 양을 측정해 볼 수 있지만 번거롭고 오류가 많다고 알려져 있습니다. 그 대안으로 한번 받은 소변의 단백, 크레아티닌의 비율을 이용해 하루 단백뇨 양을 추정하는 것이 간편하고 편리하게 해 볼 수 있는 단백뇨 정량검사입니다. 정상적인 성인은 소변으로 하루 150 ㎎ 이하의 단백질이 배출됩니다. 그 이상으로 단백질이 배출되면 왜 나쁠까요? 단순히 혈뇨만 있는 경우보다 사구체신염, 루푸스, 혈관염, 다발성골수종 등 반드시 원인을 알아내어 치료를 받아야하는 질환이 원인이 되는 경우가 있기 때문입니다.

원인 질환이 없이 하루 단백뇨량이 300-500 ㎎ 이상으로 나오는 경우에는 콩팥조직검사를 고려합니다. 사구체신염, 혈관염, 자가면역성질환 등을 진단하기 위해서는 콩팥조직을 얻어 조직학적 진단을 하여 이에 맞는 치료를 해야하기 때문입니다. 이 역시 신장내과에서 개인의 위험도에 따라 시행해야 할지 결정해야 합니다.

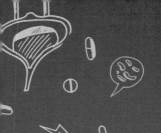

Part 2

만성콩팥병의
식이요법

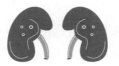

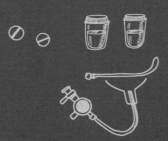

정기적으로 검사를
한다던데요?

──◆──

혈액투석 교육을 받으러 간 나씨는 당뇨병을 앓고 있는 김과식 씨를 알게 된다. 김씨는 당뇨병으로 20년 이상 치료를 받았고 인슐린 주사도 맞고 있다고 한다. 당뇨병성망막증으로 곧 검사를 하러 간다고 한다.

김씨　아직 혈액투석은 안 받아 본 거죠?

나씨　네, 이제 혈관 수술한 지 이틀째입니다. 며칠 뒤 퇴원했다가 다시 입원을 할 것 같네요.

김씨　아, 그래요? 저는 응급실로 실려 와서 목에 도관하고 투석 시작한 지 일주일 됐어요. 정신이 하나도 없고 무슨 검사를 그렇게 하던지. 투석실에서도 무슨 피를 막 뽑아 가고 그러대요.

나씨　아, 그런가요? 처음 입원했을 때 검사를 했으면 됐지, 뭘 그리 또 합니까?

김씨　그러게요. 안 그래도 빈혈이 있다 뭐다 하면서 피

혈액투석을 시작하게 되었습니다

를 또 뽑아 가니 없던 빈혈도 생기겠어요. 엑스레이 촬영도 하고, 초음파 검사에 비용도 많이 나오고, 오늘은 별 문제도 없는 눈을 정밀 검사하고 팔에다가 혈관 수술을 또 한다고 그러네요.

나씨   네, 저도 수술받은 팔이 붓고 불편해서 많이 힘들어요. 다행히 많이 아프지는 않은데. 그나저나 피 검사를 그렇게 많이 했는데 결과는 뭐 들은 게 있나요?

김씨   무슨 말을 하는지 하나도 모르겠어요. 못 먹게 하는 음식 종류는 또 왜 그렇게 많은지. 세상에 먹을 게 하나도 없네요. 입원한 이후로 병원 밥이 입에 영 맞지를 않아서 감자나 고구마를 가져오라고 해서 연명합니다. 아, 저는 검사받으러 가 봐야겠어요.

투석을 받는 환자들은 정기적으로 검사를 꼭 받아야 합니다. 최소 1개월에 1회, 자주 할 때에는 며칠 간격으로도 검사를 합니다. 콩팥 기능 중 아주 중요한 기능 중의 하나가 전해질 농도를 조절해 주는 기능입니다. 중요한 전해질에는 나트륨, 칼륨, 클로라이드, 칼슘, 인 등이 있습니다. 이 중, 특히 칼륨의 경우 농도가 올라가면 부정맥을 유발할 수 있으며, 생명을 위협할 수도 있습니다. 칼륨은 콩팥을 통해 주로 배설되므로 음식으로 적게 섭취해야 합니다.

　다음 표는 건강보험공단에서 정한 혈액투석 필수 검사 목록이며, 혈액투석실 인증 기준에 꼭 기록해야 하는 분야이므로 당연히 모든 혈액투석실에서 시행하고 있습니다.

:: 혈액투석 필수 정기검사표 ::

최소 실시 주기(총 22개 항목)	
1개월 (12개)	혈색소(Hb), 혈소판 수(PLT), 총단백(Total protein), 알부민(Albumin), 혈당(Glucose), 혈액요소질소(BUN), 크레아티닌(Cr), 요산(Uric acid), 나트륨(Na), 칼륨(K), 인(Phosphorus), 총 칼슘(Total calcium)
3개월 (6개)	철(Fe), 총철결합능(TIBC), 훼리틴(Ferritin), PTH(부갑상선호르몬), HbA1c(당화혈색소, 당뇨), 흉부방사선(Chest PA)
6개월 (4개)	B형간염항원(HBsAg), B형간염항체(HBsAb), C형간염항체(HCV Ab), 심전도(EKG)

　위의 표는 심사평가원에서 제시하고 있는 필수 검사 항목입니다. 이밖에도 환자의 상태에 따라 필요한 검사를 추가하여 시행합니다. 간염증 수치, 콜레스테롤, 혈관염증 수치 등 다양한 검사를 정기적으로 확인하여 필요에 따른 조치를 취하고 있습니다.

소금을
안 먹어야 한다고요?

———— ◆ ————

나건강 씨는 퇴원하기 전에 영양사 교육을 받게 된다. 투석 교육과 비슷하게 10여 명의 사람들이 영양사 교육에 참석했다. 혈액투석 식사, 소금, 칼륨, 인, 등 어렴풋이 들어는 봤지만 어떻게 해야 하는지 잘 모르는 식사 조절 문제에 대해 듣기 위해 모인 자리이다.

영양사 오늘은 염분 조절 방법에 대해 말씀드리겠습니다. 저염식, 투석식은 입원하신 분들은 다 드셔 보신 거죠?

환자1 네. 정말 맛이 없어요.

환자2 못 먹겠어요. 그걸 먹으라고 주는 건지. 간이 아예 안 되어 있어요.

김씨 진짜 너무 싱겁고 반찬도 엉망이고요.

영양사 아, 네. 그렇게 느끼실 수밖에 없을 것 같네요. 치료식을 맛있다고 하는 경우는 거의 없거든요. 한국 음식은 나트륨이 많이 포함되어 있어요. 요즘은 건강한 사람들도 나트륨을 적게 먹는 추세이죠. 또한, 실제로 나트륨 섭취량도 점점 줄어들고 있습니다. 건강한 사람들에게도 저염식이 좋은데, 콩팥 기능이 나쁜 분들에게도 당연히 필요하겠죠? WHO에서 권장하는 하루 소금 양은 약 5 g, 나트륨으로 환산하면 2 g입니다.

환자1 질문이 있는데요, 소금의 양을 어떻게 재 가면서 식사를 합니까?

영양사 가장 쉽게 예를 들어 볼게요. 라면 좋아하시죠? 라면 봉지에 영양 성분이 다 나와 있어요. 한 그릇에 대략 소금으로 5 g이 들어 있습니다. 라면 1개를 다 먹으면 하루 권장량을 다 먹게 되는 거죠. 단 국물까지 다 먹었을 때, 국물을 남기면 괜찮을 것 같죠? 하지만 김치나 각종 반찬류들의 나트륨 양이 많습니다. 김치 없이 라면 드시는 분들은 거의 없잖아요? 국물을 적게 먹고, 김치, 젓갈류 등도 적게 먹는 것이 좋습니다. 심지어는 흰쌀밥에도 나트륨이 들어가 있어요.

환자2 그럼 콩팥 기능이 나쁜 환자는 뭘 먹는 게 좋아요?

혈액투석을 시작하게 되었습니다

흰쌀밥에도 나트륨이 있다는데 그것도 안 된다는 건가요?

영양사 그런 뜻은 아니고요, 그만큼 모든 음식에는 나트륨이 포함되어 있으니, 특히 많이 들어간 음식은 더 주의를 하는 게 좋다는 거죠. 당연히 밥은 문제가 없습니다. 이를테면, 외식할 때 되도록 단품으로 찌개 등을 시키시는 것보다는 골고루 나오는 걸 주문하시는 게 낫겠죠? 또한, 염분을 적게 섭취하는 방법은 국물을 적게 먹는 것입니다.

김씨 저는 당뇨병이 있는데 잡곡밥을 먹는 게 나은가요? 전 지금은 밥보다는 자장면이 제일 먹고 싶은데.

영양사 콩팥 기능이 나쁜 분들은 칼륨이 적게 들어간 음식을 선택하는 게 좋아요. 잡곡밥이 아예 안 되는 것은 아니지만 굳이 챙겨 드실 만큼 이익이 많지는 않아요. 칼륨이 많이 들어 있기 때문입니다. 그리고 자장면에 대해 여쭤보셨는데, 보기와 달리 라면보다 훨씬 많은 양의 소금이 들어갑니다. 라면의 3-4배입니다. 짬뽕, 칼국수, 냉면에는 자장면 이상의 소금이 들어가 있죠.

그럼 여러분들이 맛이 없다고 한 투석 식사는 어떨

까요? 하루 5 g 이하의 소금이 세끼에 나눠서 들어갑니다. 하루 작은 티스푼 1개이고 그걸로 한끼에 3분의 1씩 나눠 먹는 모든 음식에 양념을 하게 된다면 당연히 맛이 없을 수밖에 없어요. 하지만 현대인의 나트륨 중독에 대해서도 문제 제기를 하는 사람들도 많습니다. 적게 먹을수록 좋은데 맛 때문에 건강을 해칠 정도로 많이 사용한다는 거죠.

특히 매운 음식 있죠? 요즘 소위 '먹방'에, '스트레스 해소 음식'에 매운 음식을 많이 즐기시잖아요. 짠 음식 대신에 매운 음식은 괜찮냐고 물어보는 분들도 많아요. 매운 음식은 맛의 균형을 맞추기 위해 나트륨이 많이 들어갑니다. 음식이 맵기만 할 수가 없어요. 매우면서 맛이 있으려면 설탕, 소금 등 균형이 맞아야 하거든요. 일명 '단짠', 그리고 매운 음식이 해당되죠. 매운 음식을 좋아하신다면 짜게 드시는 편이 될 수밖에 없어요. 음식도 일종의 습관입니다. 적게 먹으려고 노력한다면 가능할 수 있습니다. 좋은 음식 습관을 가져야 합니다. 그래야 건강을 지킬 수 있어요.

한국인은 WHO의 하루 소금 섭취 기준량의 약 2배, 10 g 이상을 섭취하고 있습니다. 국이나 찌개를 먹는 독특한 식습관, 김치, 젓갈, 밑반찬 등 소금이 많이 들어간 음식이 많기 때문입니다. 만성콩팥병의 식이요법 교육을 듣고 온 분들의 한결같은 대답은 '세상에 먹을 게 하나도 없다.'는 것입니다.

그러나 모든 음식을 다 제한하는 것이 아닙니다. 좋은 음식 습관을 가지는 게 중요합니다. 한쪽으로 치우친 식사는 건강식이 될 수 없습니다. 특히 콩팥 건강에 좋은 음식이란 있을 수 없습니다. 골고루 섭취하시되, 주의해야 할 음식을 알고 있는 것이 중요합니다.

칼륨을
적게 먹으라고 합니다

———— ◆ ————

나건강 씨는 동정맥루 수술도 받고 식이교육, 혈액투석 교육을 받았다. 많이 안정이 된 나씨는 김과식 씨와 인사를 나누고 퇴원하게 된다. 일주일 후, 다시 병원을 찾은 나씨는 오전에 먼저 혈액 검사를 하고 신장내과 외래에서 의사와 만나게 되는데….

의사 일주일 동안 별 문제없이 잘 지내신 거죠?

나씨 네, 별 문제는 없었어요.

의사 많이 붓거나 숨이 차지는 않으시죠? 입맛이 없지는 않으시고요?

나씨 네, 붓는 건 잘 모르겠고, 식사는 잘합니다.

의사 바지를 한번 걷어 보시겠어요?

의사가 나씨의 정강이 앞쪽을 눌러 본다.

혈액투석을 시작하게 되었습니다

의사 약간은 부은 감이 있네요. 엄지손가락으로 지그시 눌렀다가 뗐을 때 손자국이 보인다면 약간은 부어 있는 겁니다. 키, 몸무게가 얼마시죠?

나씨 키는 171 cm인데 체중은 잘 모르겠네요. 68 kg 정도 되려나.

의사 체중이 무척 중요한데 매일 측정해 보시는 게 좋겠습니다. 다음에는 수첩에 기록을 해서 가져오셨으면 합니다. 체중이 증가하면 몸에 수분 배출이 잘 안 되는 것인지 금방 알 수 있습니다. 소변 양이 줄어드는지는 객관적으로 알기가 좀 어렵거든요. 수분 배출이 잘 안 되면 폐에 물이 차서 숨이 차거나 할 수 있어요. 응급으로 혈액투석을 시작해야 하는 경우일 수도 있으니 주의해야 합니다. 칼륨의 정상 범위는 3.5–5.5 mEq/ℓ입니다. 칼륨 수치가 5.8 mEq/ℓ가 나왔어요. 5.5 mEq/ℓ 이하이면 정상이나, 5.0 mEq/ℓ 이하가 더 안전한 범위입니다. 음식을 좀 주의해야 합니다. 처방 드린 약 중, 칼륨 수치를 떨어뜨려 주는 약도 빠뜨리지 마세요.

나씨 가루로 된 약인 거 같던데, 그게 맞나요?

의사 네, 산제제로 나오는데 적은 양의 물에 타서 식사

하자마자 드시면 됩니다.

나씨 약이 먹기가 좀 힘들고, 목에 자꾸 걸리네요. 요즘 변비도 좀 생기는 거 같아요.

의사 산제제를 물에 완전히 녹여서 드시는 게 좋아요. 그게 효과가 더 좋을 수 있습니다. 약의 대표적인 부작용으로 변비가 생길 수 있습니다. 칼륨 흡착제는 매 식사 때 드시는 게 좋습니다. 콩팥병이 있는 경우 물을 적게 드시라고 말씀을 드리는데 변비의 악화 요인이 됩니다. 또한 생채소나 과일 등 섬유질이 풍부한 음식은 변비에는 도움이 되나 칼륨이 많이 들어 있습니다. 이런 음식을 적게 먹는 것 또한 변비의 원인이 됩니다. 혈액투석 식이 교육 때 배우셨겠지만 채소류는 살짝 데치거나 익힌 후 물을 제거하고 먹게 되면 칼륨이 많이 줄어들게 됩니다. 모든 음식에는 칼륨이 들어 있으니 칼륨제거제도 꾸준히 챙겨 드세요. 입원 경과와 콩팥 기능 수치를 종합해 봤을 때 나빠지는 속도가 빠르지 않으니, 한 달 후에 뵙겠습니다.

칼륨은 신경, 근조직의 신호 전달에 쓰이는 중요한 물질입니다. 풍부하게 섭취한 칼륨은 콩팥 기능이 정상인 경우, 짠 음식 등으로 인해 쉽게 과다해져 혈압을 올리거나 혈관 건강을 해칠 수도 있는 나트륨을 콩팥으로 배출시켜 줍니다. 그러므로 성인병 예방과 건강 유지에 좋은 중요한 성분입니다. 칼륨이 풍부한 채소, 과일, 잡곡류가 건강에 도움이 되는 이유입니다.

하지만 콩팥 기능이 떨어지게 되면 칼륨 배출 능력도 같이 감소하게 됩니다. 콩팥 기능이 많이 나빠진 경우에는 칼륨이 풍부한 음식을 주의해야 합니다. 물론, 모든 음식에 들어가 있으니 아예 안 먹는 것은 불가능합니다. 중요한 것은 칼륨이 많이 들어간 식품군을 적게 먹는 것입니다.

:: 칼륨이 많이 들어간 식품군 ::

과일류	바나나, 말린 과일류, 키위, 망고, 오렌지, 오렌지주스, 자몽주스, 곶감, 멜론, 참외, 앵두, 천도복숭아, 파파야, 아보카도
곡물, 채소류	검은콩, 콩종류, 고구마, 감자, 토마토, 옥수수, 죽순, 생당근, 미나리, 부추, 쑥, 시금치, 쑥갓, 죽순, 물미역, 늙은 호박, 율무, 밤, 잣, 은행, 토란
기타	김치, 굴, 명태, 미꾸라지, 방어, 새우, 참치, 오징어류, 커피, 초콜릿, 코코아, 흑설탕, 우유, 두유, 치즈, 요거트, 땅콩버터

칼슘, 인이
왜 중요한가요?

—— ◆ ——

1개월 후 다시 신장내과 진료를 받으러 간 나씨는 검사 결과에 대한 설명을 듣게 된다.

의사 오전에 한 검사 결과가 다 나왔습니다. 검사를 보니 혈색소 수치가 9.6 g/dℓ로 빈혈이 있네요. 칼륨은 이전보다 조금 낮아져서 4.9 mg/dℓ, 인 수치가 6.3 mg/dℓ로 좀 높게 나왔네요.

나씨 빈혈이요? 요즘 좀 어지럽기는 하던데….

의사 콩팥 기능이 떨어지면 콩팥에서 만들어지던 조혈 호르몬이 잘 나오지 않아 빈혈이 동반됩니다. 빈혈이 또다시 콩팥 기능을 나빠지게 만들고요. 콩팥에서 잘 만들어지지 않으니, 조혈제 주사를 맞으면 됩니다. 요즘은 2주에서 1개월까지 지속되는 제제가 있으니 오늘 주사를 맞고 가세요.

나씨 네, 조혈제 주사요. 엉덩이 주사인가요?

의사   조혈제 주사는 피하주사로 팔 부위에 맞으시면 됩니다. 그리고 검사 결과를 보면, 인 수치도 좀 높네요. 인은 전적으로 콩팥을 통해 소변으로 배설됩니다. 콩팥 기능이 나빠졌으니 나갈 데가 없어진 거죠. 모든 음식에는 인이 포함되어 있습니다. 지난번에 칼륨에 대해서 말씀드렸죠? 인 역시 특히 많이 함유된 음식들은 주의해야 해요. 대표적으로 밀가루를 튀긴 음식에 많습니다. 과자가 가장 대표적이고, 콜라, 유제품, 빵, 밀가루 음식, 국수 등에 많이 들어 있습니다.

나씨   인이 얼마나 높나요? 증상이 생기거나 특별히 나쁠 게 있을까요?

의사   인은 3.5-5.5 ㎎/㎗가 정상입니다. 이번에는 6.3 ㎎/㎗로 5.5 ㎎/㎗보다 높습니다. 인이 많이 올라가면 가려움증이 심해질 수 있기는 하지만, 특별한 증상이 없는 경우가 더 많습니다. 하지만 장기적으로 뼈에 있는 칼슘이 혈관으로 빠져나오게 만들어요. 그래서 뼈 건강을 특히 해치게 됩니다. 칼슘은 뼈의 기본 구조물인데 뼈에서 칼슘이 빠져나오면 뼈를 구성하는 지지대가 없어지는 거죠. 혈관으로 나온 칼슘은 또 혈관벽에 침착되어 석회화시켜서 혈관을 나쁘게 만듭니다. 혈관이 좁아지거나 피가 안 통하게 되는 거죠.

나씨   아, 네. 무서운 일이네요.

의사   모든 음식에는 인이 함유되어 있습니다. 그렇다고 모든 음식을 안 먹을 수는 없잖아요. 골고루 섭취하시되, 특히 인이 많이 함유된 음식을 적게 먹어야 합니다.

만성콩팥병이 생기면 인은 특별한 증상 없이 자꾸 상승하여 뼈 건강을 해치게 됩니다. 인은 단백질 섭취를 얼마나 하느냐에 따라 변화가 생기는 성분입니다. 인이 들어가 있지 않은 식품군만 선택하면 단백질 섭취가 너무 적어져 근육량에 악영향을 주거나 영양 실조에 걸릴 수도 있습니다. 균형 잡힌 식사는 단백질이 함유된 음식과의 균형이라고 할 수 있습니다. 너무 적게 먹으면 단백질 식이가 적어져 영양이 부족해지고, 많이 먹으면 인이 상승하여 뼈를 약하게 만들고 혈관이 석회화되는 합병증이 생깁니다.

혈액투석 필수 약 중에는 장에서 인을 흡착시키는 약제가 들어 있습니다. 식이요법을 하면서 인 흡착제를 꾸준히 복용하는 것이 인을 조절하는 방법입니다. 인 흡착제로는 칼슘이 포함된 인 흡착제가 있습니다. 식사 시 같이 복용하면 음식에 있는 인을 장내에서 흡착하여 흡수가 안 되게 합니다. 하지만 칼슘 자체가 장으로 흡수되어 혈액 내 칼슘의 농도를 높이게 되면서 혈관의 석회화를 진행시킬 수 있습니다. 따라서 꼭 필요한 약이지만 칼슘 농도가 올라가는지 검사를 하면서 사용해야 하는 약입니다.

이 밖에도 칼슘이 포함되어 있지 않아, 칼슘의 농도를 올리지 않고 혈중 인 농도를 더 잘 낮춰주는 제제도 사용되고 있습니다. 칼슘 제제에 비해 고가이며 보험기준이 까다로웠으나 최근에는 보험급여 기준이 혈중 인 농도 4.0 mg/dL 이상인 경우에는 모두 처방이 가능하도록 완화되었습니다.

:: 인이 높은 식품군 ::

음료	맥주, 초콜릿 드링크류, 코코아, 콜라, 밀크티류
유제품군	치즈, 우유, 요거트, 아이스크림
단백질군	굴, 소간, 닭간, 정어리, 생선알, 내장류, 젓갈류
기타군	초콜릿 캔디, 초콜릿, 캬라멜, 현미, 잡곡, 깨, 피자, 과자류, 튀김

◇ 알기 쉬운 의학 지식 3

당뇨식,
투석식 어떤 것을 해야 하나요?

당뇨식의 기본은 본인의 체중에 맞는 적절한 칼로리를 적절히 나눠서 섭취하는 것입니다. 식사를 할 때 칼로리를 따져 가며 먹는 것은 매우 어렵고 힘든 일입니다. 당뇨병이 있는 경우 음식을 제한받게 되면 생활에 제약이 생기기 때문에 많이 힘들어질 수밖에 없습니다.

음식을 평가할 때 흔히 사용하는 당지수(glucose index, GI)가 있습니다. 분해하지 않아도 흡수가 잘되는 단당류의 비율이 높아 빨리 흡수되어 혈당을 잘 올리는 정도를 말합니다. 하지만, 당지수가 낮은 음식도 많이 먹게 되면 혈당이 당연히 올라갈 수밖에 없습니다. 에너지를 적당히 내고 뇌에도 당을 공급해야 하기 때문에 당지수가 높은 음식을 무조건 피하는 것 또한 좋은 식습관이 아닙니다.

당뇨식은 전체적으로 분해·흡수에 오랜 시간이 걸리는

혈액투석을 시작하게 되었습니다

음식들의 비율을 높여 당지수를 줄이는 것을 기반으로 식단을 구성하게 됩니다. 잡곡밥, 채소, 나물 등 칼로리는 낮고 섬유질이 많은 음식이 당지수가 낮을 가능성이 높으므로 식단을 짜는 기본이 됩니다. 분해하지 않고도 쉽게 흡수되는 과일, 음료, 단당류, 그리고 기름기가 많은 고기, 튀김류 등은 적게 먹어야 할 음식입니다. 필수 아미노산 섭취를 위한 단백질도 꼭 필요하지만 단백질의 비율을 너무 높이는 것도 몸에 부담을 줄 수 있으니, 전체 열량의 20% 이내를 권장하고 있습니다.

콩팥 기능이 나빠져 혈액투석을 받는 원인의 반은 당뇨의 합병증에 의해서 생기는 것입니다. 그러다 보니 당뇨병에 도움이 되는 식단을 실천하시던 분들이 콩팥 기능이 나빠지게 되면 어떻게 식사를 해야 하는지 어려워하는 경우가 많습니다. 콩팥 기능이 나빠지게 되면 가장 문제가 되는 영양소로 칼륨이 있습니다. 당뇨식에서는 잡곡, 신선채소 등 칼로리는 적고 포만감은 오래가도록 하는 음식을 권장하는데, 갑자기 적게 먹으라고 하니 헷갈릴 수 있습니다. 만성콩팥병의 3단계라면 잡곡, 과일, 신선채소류들은 주의가 필요한 음식이 됩니다.

가령 현미밥, 잡곡밥은 당뇨병에서 당지수가 낮고 혈당을 서서히 올라가게 하며 포만감을 오랫동안 유지할 수 있는 좋은 음식이지만, 콩팥 기능이 떨어지게 되면 칼륨, 인 등이 많은 음식이라 되도록 적게 섭취해야 하는 음식이 됩니다. 당뇨병이 있는 경우에도 과일류는 많이 섭취하도록 권장되는 음식은 아닙니다. 저녁 식사 후에 가족들이 모여 함께 과일을 먹는 습관이 있는 경우가 많습니다. 칼로리가 높은 과일을 활동을 거의 안할 가능성이 높은 저녁시간에 먹는 것은 혈당 상승의 원인이 될 수 있습니다. 게다가 콩팥 기능이 나빠지면 더 줄여야 할 음식이 됩니다. 건강할 때 먹던 양의 3분의 1정도로 줄이되, 되도록 활동을 하는 낮시간에 칼륨이 적게 함유된 과일을 선택하는 것이 좋습니다.

　당뇨병에 만성콩팥병이 동반된 경우에는 과일주스, 탄산음료 등의 형태로 분해하지 않고 흡수가 잘되는 당지수가 높은 음식은 줄여서 섭취해야 합니다. 또한 인스턴트 음식에 들어 있는 기름, 당이 많이 첨가되어 있는 소스, 단맛을 내는 크림 등은 삼가야 합니다. 인스턴트 음식인 피자, 햄버거, 라면, 그리고 쿠키 등의 과자류 등도 적게 먹어야 합니다. 이처럼 줄여서 먹어야 할 음식은 당뇨식과 큰 차이가 난다고 할 수 없습니다.

요약하자면, 당뇨병이 있고 콩팥 기능이 나쁜 경우, 식단은 원래 권장되던 현미밥, 잡곡류에서 흰 쌀밥으로 변경하는 것이 좋습니다. 과일류는 큰 변화는 없지만 전반적으로 적게 먹는 것이 맞습니다. 신선한 샐러드나 채소류는 당뇨병에서는 권장되지만, 콩팥 기능이 나쁘면 적게 먹어야 합니다. 채소류는 살짝 데치거나 익혀 물을 제거한다면 칼륨을 적게 먹을 수 있는 방법이 됩니다.

당뇨병이 있는 분들에게 흰 쌀밥은 혈당을 올리는 주범이고, 콩팥 기능이 나쁜 분에게 잡곡밥은 절대 피해야 할 음식으로 알려져 있지만 그렇지 않습니다. 한쪽으로 치우친 습관이 나쁜 것입니다. 당뇨병에 나쁘다고 생각하는 흰 쌀밥도 인스턴트 음식보다 당지수가 훨씬 낮고 혈당을 올리는 속도도 그리 높지 않습니다. 잡곡밥도 콩팥 기능이 나쁜 환자들에게 가끔 별식으로 먹어도 그리 해가 되는 음식은 아닙니다.

밥을 먹어도 배가 고플 정도로 양이 적어서 금방 간식을 찾으러 냉장고를 열어 보거나 과자, 인스턴트 음식을 밥 대신 먹는 것이 더 해로울 수 있습니다. 세끼 식사를 배가 고프지 않게 적당하게 하고 병원의 처방에 따라 혈당을 조절하는 것이 가장 좋은 방법입니다.

혈액투석을 시작하게 되었습니다

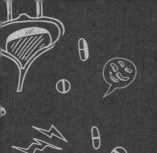

Part 3

혈액투석의
실전 1

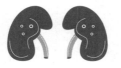

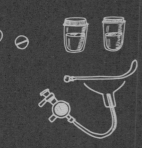

집 앞에
혈액투석실이 있네요

———— ◆ ————

　나건강 씨는 집 앞을 지나가다가 '단호한내과의원 혈액투석실'이라는 간판을 보게 된다. 이전에는 관심이 없어 그냥 내과라고 생각했는데 막상 병에 걸리고 나니 눈에 띄게 된 것 같았다. '어떻게 하나. 그냥 한번 들어가 볼까?' 집에 들어온 나씨는 아내와 상의를 하다가 한번 찾아가 보는 게 좋다고 생각하게 된다.

　다음 날 아내와 함께 병원을 찾은 나씨, 병원 규모가 많이 커서 놀라게 되는데….

간호사　안녕하세요? 어디가 불편해서 오셨나요?

아내　　네, 혈액투석에 대해 좀 알아보려고 해요.

간호사　아, 네. 혹시 원장님 만나 보신 건 아니죠?

아내　　네, 그냥 들어와 본 건데….

간호사　여기는 혈액투석 치료를 받는 공간이라 일단 진료실부터 가셔야겠네요. 제가 안내해 드릴게요.

　　　　　　　　혈액투석을 시작하게 되었습니다

간호사의 안내에 따라 나씨와 아내는 접수를 마치고 진료
실에 들어간다.

단호박 안녕하세요? 어떻게 오시게 된 건가요?

아내 네, 이 사람이 성실대학교병원 신장내과에 입원을
      했었는데요. 혈액투석을 곧 시작한다고 해서, 집
      앞에 있는 병원이라 들러 보게 되었어요.

단호박 아, 네. 아무래도 상급종합병원에서는 혼잡도가
      심하고, 대기시간이 길어서 자세히 설명을 듣고 여
      쭤보시는 일은 좀 어려우셨을 것 같아요. 입원해서
      어떤 치료를 받으신 거죠?

아내 네, 고혈압이 오래되어 콩팥이 나빠졌다고 해서
      입원하고 혈관 수술까지는 받았어요. 식이요법 교
      육도 받았고, 혈액투석이 어떤 건지 설명은 들었
      어요.

단호박 동정맥루 수술은 언제 받으셨죠?

아내 퇴원한 지 열흘 되었으니까, 수술 받은 지 2주 됐
      어요.

단호박 네, 동정맥루는 개인차가 있지만 수술 후 8주 정도
      지난 후 혈관이 괜찮은지 확인이 되면 사용이 가능

합니다. 다행히 응급으로 혈액투석을 받을 필요는 없었나 봐요. 인조혈관 수술도 받지 않았고요.

아내 혈액투석을 당장 시작하지는 않아도 된다고 했어요. 그런데, 집 근처에 이런 병원이 있는 줄 몰랐네요. 혹시 여기서 투석을 받을 수도 있는 거죠? 어떻게 해야 하나요?

단호박 퇴원하신 걸로 봐서 지금 당장 혈액투석을 받아야 하는 상황은 아닐 것 같습니다. 원래 다니시던 대학병원 신장내과에서 혈액투석을 시작하고 안정되면 저희 병원으로 오시면 됩니다. 저희 병원에서 바로 시작해 드릴 수도 있지만 원래 다니시던 병원에서 안정적으로 시작하는 것이 좋겠습니다. 오실 때, 소견서, 전원의뢰서 등 필요한 서류를 받아서 오시면 됩니다. 혈액투석을 받게 되면 일상생활에 여러 가지 제약이 많아지거든요. 혈액투석을 받기 시작할 때까지 잘 관리해서 조금이라도 늦게 시작하시는 게 좋습니다. 물론 숨이 차거나 식사를 못하거나 하는 증상이 나타나서 힘들 때까지 참으라고 말씀드리는 것은 아닙니다.

혈액투석을 시작하게 되었습니다

우리나라 혈액투석실의 현황은 다음과 같습니다. 1년에 약 13,000여 명의 환자가 발생하고 있으며, 많은 환자들이 개인병원 혈액투석실에서 치료를 받고 있습니다. 고령화에 따라 요양병원이 많이 늘어나고 있으며 요양병원에서 혈액 투석을 하는 경우도 많이 늘고 있습니다. 분포현황 표에서 종합병원의 비율이 늘고 있는 것은 요양병원이 포함되기 때문입니다.

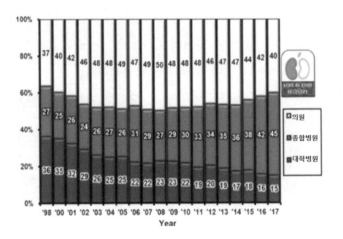

_____ 출처: 대한신장학회 말기신부전 등록사업 2018

혈액투석을
시작하게 되었어요

——— ◆ ———

안정적으로 병원을 다니던 나건강 씨는 혈관수술을 받은
지 3개월째, 어느 날 버스를 타러 걸어가는 도중 숨이 차서
잘 못 걷겠다는 생각을 하게 된다. 외출했다가 돌아온 나
씨, 걱정이 되어 저녁에 체중계에 올라서 보는데 체중은 처
음 입원했을 당시 67 kg에서 72 kg으로 어느새 늘어 있었
다. 숨이 차거나 많이 붓게 되면 응급실이라도 방문하라고
들었던 나씨는 걱정이 많아진다. 다행히 이튿날 신장내과
외래가 예약되어 있어 병원을 방문하게 된다.

의사   병원에서 잰 체중이 많이 늘어 있네요. 거의 5 kg
      늘어난 거죠? 다리 한번 볼까요?

나씨   네, 어제는 걷는데 좀 숨이 찬 느낌이 들더라고요.

의사   다리에 부종도 많이 생기고, 오늘 검사를 보니 크
      레아티닌 수치도 8.7 ㎎/㎗까지 올라갔네요. 산성
      도도 많이 진행되었고요. 음식 조절을 잘하셔서 그

런지 칼륨은 5.1 mEq/ℓ로 많이 높지는 않습니다. 그래도 몸에 수분이 조절이 잘 되지 않아 폐부종의 우려가 있고 혈액의 산성도도 높아, 혈액투석을 시작하시는 게 좋겠습니다. 소변 양은 좀 어떤가요?

나씨   네, 최근에는 자주 마렵기는 한데 화장실에 가도 그리 시원한 거 같지는 않아요.

의사   하루에 몇 번 가시죠? 한 번 가시면 양이 종이컵 한 컵 분량은 되나요?

나씨   글쎄요. 하루에 5-6회 정도, 종이컵으로는 한 번에 한 컵이 좀 안 되는 것 같네요.

의사   대략 하루 1 ℓ까지는 안 되어도 그렇게 소변 양이 적을 것 같지는 않네요. 어쨌든 입원해서 투석 준비를 하시는 게 좋겠습니다.

나씨   아, 생각보다 빨리 투석을 하게 됐네요. 처음에 수술하고 퇴원할 때는 투석을 받기까지 한참 걸릴 줄 알았는데….

의사   너무 실망하실 필요는 없습니다. 투석을 하게 되면 입맛도 많이 나아지고 몸도 한결 가벼워지는 걸 느끼실 거예요. 오늘 입원해서 내일부터 혈액투석을 시작하시죠. 혈관도 미리 안정적으로 확보되어 있는 데다 많이 나쁜 상황에서 투석을 시작하시는 게 아니니 오히려 좋은 일이라고 생각해도 될 것 같습니다.

혈액투석을 언제 시작해야 하는지 궁금해하는 환자들이 많습니다. 콩팥 기능을 대변하는 크레아티닌 수치가 얼마 이상으로 올라가면 시작해야 하는 것이 아닌가 하고 여쭤보는 분들도 있습니다. 신부전 증상이 있으면서 크레아티닌이 10 ㎎/㎗ 이상으로 상승한 경우라면 바로 투석 치료를 시작해야 할 수도 있습니다. 주기적으로 병원을 다니며 검사를 받은 경우에는 통상 크레아티닌이 7-8 ㎎/㎗ 정도가 되면 투석 치료를 시작하게 됩니다. 하지만 크레아티닌 수치가 절대적이라고 하기는 어렵고, 환자의 몸 상태와 다른 검사들도 중요합니다.

콩팥의 기능 중, 가장 중요한 수분의 양을 조절해 주는 기능 혹은 전해질의 균형을 맞춰 주는 기능이 나빠져 생명을 위협하게 되면 즉시 투석 치료를 시작해야 합니다. 대표적으로 폐부종, 고칼륨혈증, 대사성산증이 생기면 혈액투석을 시작하게 됩니다.

콩팥기능이 떨어져 소변으로 배설되어야 할 노폐물이 배

출되지 못하고 몸 안에 쌓여 나타나게 되는 증상을 요독 중상이라고 합니다. 이 증상 또한 혈액투석을 시작하게 되는 기준이 됩니다. 하지만, 요독 증상은 특정할 수 있지 않고, 아주 다양합니다. 예를 들면, 구역감, 식욕 부진, 피로감, 무기력, 요독성 출혈 등이 있을 수 있습니다.

혈액투석을 시작하는 시기는 개인의 상황에 따라 차이가 많이 날 수 있으므로, 주기적으로 검사와 진료를 받아 결정하는 것이 가장 도움이 되는 방법입니다.

혈액투석
첫째 날

— ◆ —

　오전 11시 반, 혈액투석실을 찾은 나씨는 자리를 안내받는다. 환자용 침대, TV를 볼 수 있는 모니터가 눈에 띄었다. 옆에는 혈액투석기계가 있고, 옆자리 다른 환자는 잠을 청하고 있었다. 이전에도 얼핏 본 적이 있었지만 기계에는 빨간색 피가 투명한 관을 통해 빙글빙글 돌아가는 모터를 통해 돌아가고 있는 것이 보였다. 왠지 무서운 생각이 들었다. 한 번 시작하고 나면 계속해야 하고 멈출 수 없다는 생각과, 여생 동안 계속 이곳을 드나들어야 한다는 생각 등 별의별 생각이 다 들었다.

간호사　안녕하세요? 오늘 나건강 님을 담당하게 된 수간호사 신미소입니다. 처음 오셔서 걱정이 많이 되시겠어요.

나씨　아, 네. 괜찮습니다.

간호사　지난번에 혈액투석 치료에 대한 교육은 받으신

거죠?

나씨   네, 들어서 어느 정도는 알고 있습니다.

간호사 먼저 팔에 있는 동정맥루에 혈액투석용 바늘을 꽂
고 혈액투석 기계와 연결합니다. 두 군데에 바늘을
꽂고, 한 군데로는 피를 뽑아 가고 다른 한 군데로
는 기계로 걸러서 넣은 피를 넣게 됩니다. 바늘의
크기가 제법 커서 많이 아파하시는 경우가 많아요.
혹시 헌혈해 보신 적이 있나요?

나씨   젊을 때 해 보고는 안 해 본 듯한데요. 오래전이라
기억도 잘 안 나고요.

간호사 주삿바늘 크기는 헌혈할 때 쓰는 것과 거의 같은
크기입니다. 바늘 크기는 게이지(G, Guage)라는
단위를 사용합니다. 15-17게이지 정도 크기의 바
늘을 사용하는데 크고 아플 수 있습니다. 소독을
진행하고 투석을 시작하겠습니다. 소독약은 병원
에서 많이 쓰는 베타딘이라는 약보다는 피부 자극
이 적고 소독 효과가 더 좋은 투명소독제를 씁니
다. 보통 그냥 증류수 같은 물을 쓰는 게 아닌지 걱
정하시는데, 소독약이니 안심하시면 됩니다. 이제
시작하겠습니다.

나씨   생각보다 많이 아프네요. 팔에 힘도 많이 들어가
고요.

간호사   네, 많이 아프시면 미리 마취크림을 바른 상태로
투석실에 오시면 좀 덜 아프게 투석을 시작하실 수
있습니다. 오늘은 마취크림을 처방해 달라고 얘기
를 해 둘게요. 첫날이라 2시간 정도 투석을 하시게
될 거예요.

    잠시 후 혈액투석실 담당의가 들어와 몇 명의 환자를 회
진한 후, 나씨의 침대 앞에 오게 된다.

담당의   안녕하세요? 오늘 처음 투석이신데 많이 힘들거나
불편한 데는 없으신가요?

나씨   네, 그런대로 견딜 만한데요. 왼쪽 팔이 뻐근하고
불편한 거 빼고요.

담당의   네, 그러실 수 있습니다. 팔 밑에 베개를 대고 좀
편하게 뻗으실 수 있게 해 드리라고 하겠습니다.
뭐 궁금한 점은 없나요?

나씨   오늘 투석을 2시간만 한다던데, 계속 짧게 하는 건
가요?

담당의 아, 아닙니다. 상태에 따라 달라지시겠지만 보통
은 4시간이 소요됩니다. 오늘은 처음이시라 몸에
너무 많은 변화를 주지 않게 하기 위해 2시간만 합
니다. 1–2일 간격으로 30분 정도 시간을 늘려 나
갈 겁니다. 최종 4시간을 유지해 드리는 것이 목표
입니다.

나씨 네, 그럼 4번만에 4시간에 도달하는 건가요?

담당의 네, 상태를 보면서 시간을 늘려 가 보겠습니다. 목
표 체중은 아직 정해지지는 않았고 투석을 하면서
혈압 등을 보면서 결정해 보겠습니다.

나씨 네, 목표 체중이요?

담당의 네, 나중에 다시 설명 드리겠지만 쉽게 말씀드리
자면, 목표 체중, 즉 건체중은 투석이 끝나서 몸에
수분이 완전히 제거되어 있는 상태에서의 몸무게
를 가리킵니다.

침대에 달려 있는 TV를 봤지만 눈에 잘 들어오지 않았
다. 헤드폰을 한 손으로 벗었다가 썼다가를 반복했다. 침
대 자세를 조정하는 리모컨도 있었지만 한 손만으로는 조
작도 쉽지 않았다. 바늘이 꽂힌 팔을 움직이면 여지없이

기계에서 알람이 울어 댔고 많이 바빠 보이는 간호사가 달려와서 알람을 멈추고 팔을 좀 펴 달라고 얘기했다. 다행히 2시간은 금방 지나갔다. 이걸 계속할 수 있을까? 옆에 있는 아내는 뭔가 불안한 눈 빛으로 계속 기계를 쳐다보곤 했다.

"끝내 드릴게요."

너무나 기다리던 말이 들렸다. 투석이 끝나고 지혈을 했다. 피가 잘 멈추지 않았다. 지혈대로 감고 30분이나 지나서야 피가 멈춘 듯했다.

혈액투석을 시작하게 되면 처음에는 노폐물이 많은 혈액이 기계에서 걸러지게 됩니다. 혈액투석기에서 노폐물이 제거된 후 들어간 혈액은 노폐물의 농도가 높은 아직 걸러지지 않은 혈액에 섞이면서 노폐물의 농도가 서서히 낮아지게 됩니다. 이때 수분도 함께 제거됩니다. 영양분은 빠져나오지 않고 노폐물만 걸러져서 나오나, 제거되지 않는 중분자량 물질도 있습니다.

처음에는 노폐물의 농도가 높은 혈액들이 여과되며 노폐물이 빨리 제거되지만 혈액투석이 계속 진행되면 걸러진 피에 희석되므로 투석 3시간 이후에는 혈액 내 노폐물의 농

혈액투석을 시작하게 되었습니다

도가 많이 낮아지게 됩니다. 노폐물의 농도가 낮아진 혈액을 여과하면 노폐물 제거율이 더 떨어지게 되므로 그때부터는 낮은 효율로 충분한 시간을 유지해 주는 것이 필요합니다. 혈액투석이 4시간이나 걸리는 이유입니다.

조혈제 주사가
뭔가요?

— ◆ —

혈액투석을 두 번째 받게 된 나씨는 오늘도 같은 자리에
누웠다. 어제보다는 입맛도 좀 나아지고 부기도 좀 빠진 것
같았다. 체중은 500 g 정도가 줄어 있었다.

간호사 어제 투석 끝나고 많이 불편하지는 않으셨나요?

나씨 네, 괜찮았습니다.

간호사 오늘도 어제와 같은 방법으로 시작을 하겠습니다.
마취연고는 30분 전에 미리 바르고 오신 거죠?

아내 네, 하도 아프다고 해서 잊지 않고 발랐어요.

간호사 네, 잘하셨네요. 바늘 들어가는 부위 감각은 좀 얼
얼하신가요?

나씨 네. 마취가 좀 된 것 같네요.

간호사 관리를 잘하셔서 그런지 혈관 상태가 괜찮네요. 혈
관이 좋지 않아서 고생하시는 분들이 많거든요.

나씨 오늘은 어제보다는 훨씬 덜 아프네요.

혈액투석을 시작하게 되었습니다

잠시 후, 혈액투석실 담당의가 왔다.

담당의 오늘은 좀 어떠신가요?

나씨 어제보다는 덜 아파서 괜찮네요.

담당의 검사를 보니 혈색소 수치가 좀 낮게 나왔어요. 9.5 g/㎗니까 조혈제 주사를 투석할 때마다 놔 드릴게 요. 조혈제는 맞아 본 적이 있으신가요?

나씨 네, 맞아 본 적 있어요.

담당의 콩팥의 주요 기능 중, 조혈호르몬을 만들어 내는 기능이 있는데 콩팥 기능이 나빠지면 콩팥에서 조 혈호르몬이 잘 생성되지 않습니다. 조혈호르몬은 골수에서 적혈구를 만들도록 신호를 보내는데 그 게 안 되는 거죠. 그래서 외부에서 조혈제를 놔 드 리게 됩니다.

나씨 네, 좋은 주사 같은데 많이 놔 주세요.

담당의 무작정 많이 놔 드리는 건 아니고, 혈색소 결과에 따라 필요할 때 놔 드리고 있습니다. 11.5 g/㎗ 이 상 올라가는 것도 권장되지 않고 13 g/㎗이 넘으면 해로울 수 있습니다. 혈색소가 높은 경우 혈전 생 성이 촉진되어 동정맥루가 막히거나, 뇌경색이 생기는 등의 부작용이 생길 수도 있습니다. 조혈제는 건강보험 급여 기준이 있어 11 g/dℓ 이상이면 보험으로 맞을 수도 없습니다. 검사 결과를 검토해 보니, 철분도 좀 부족하던데 조혈제 반응을 보고 부족하면 철분제 주사를 놔 드릴게요.

나씨　철분이 부족하다고요?

담당의　네, 적혈구는 적혈구를 만들어 내는 재료가 있어야 잘 생성됩니다. 조혈호르몬이 아무리 신호를 잘 보내도 적혈구를 만들어 낼 재료가 없다면 생성할 수가 없거든요. 철분이 쉽게 부족해질 수 있는 상태라서 항상 검사를 확인하고 필요시 경구 철분제를 처방해 드리거나 주사제를 놔 드리고 있습니다.

나씨　네, 알겠습니다.

　콩팥 기능이 나빠지면 조혈호르몬이 생성되지 않기 때문에 주사제로 공급을 받아야 합니다. 주사제는 작용 기간에 따라 몇 가지 종류가 있습니다(매 투석 시 맞아야 하는 제제, 1-2주 지속형, 2주-1개월 지속형). 상태에 따라 필요한 주사를 사용하게 됩니다.

　철분제는 경구제와 정맥주사가 있으며, 경구제가 기본적

　혈액투석을 시작하게 되었습니다

으로 사용됩니다. 공복에 복용해야 흡수가 잘 되지만, 식후에 복용할 때보다 위장장애가 흔합니다. 위장부작용으로는 변비, 소화 불량, 설사, 울렁거림 등이 있습니다. 철분은 소화가 되면 어두운 갈색 혹은 검은색으로 변하여 장 출혈로 오인되는 경우도 있으며, 변 검사로 장출혈이 있는지 알아보려 할 때에는 혈액이 검출된 것으로 혼돈을 주기도 합니다.

철분제 주사는 철분을 공급할 수 있는 가장 좋은 방법입니다. 혈액투석을 받을 때 정맥 주사로 천천히 철분제를 주사해 줄 수 있으며 이 방법이 경구제보다 효과적입니다. 부작용으로는 가끔 철분주사에 대해 알레르기 반응이 있을 수 있습니다. 또한 철분을 과량으로 공급하게 되는 경우도 있을 수 있으니 검사 결과에 따라 주사제를 맞아야 합니다.

✎ 알기 쉬운 의학 지식 4

어지러운데 빈혈이 있는 거죠?

　병원을 찾는 분들 중에 어지러움증을 호소하며 빈혈이 있다고 하는 분들이 있습니다. 빈혈이란 혈액 성분 중 적혈구가 부족하다는 뜻입니다. 어지러움증을 일으키는 원인은 빈혈뿐만 아니라 다양한 원인이 있습니다. 빈혈은 증상으로 판단하는 것보다는 혈액 검사를 해 보면 알 수 있습니다. 혈색소의 정상 범위는 남성 13-17 g/dℓ, 여성 12-16 g/dℓ입니다. 이보다 낮으면 빈혈이 있는 것입니다.

　빈혈은 어지러움증과 연관이 되는 경우는 드뭅니다. 갑작스러운 사고로 인한 출혈, 위장관 출혈 등 갑자기 대량 출혈을 한 경우에는 어지러울 수 있습니다. 하지만 그런 경우에는 대부분 먼저 응급실을 찾게 되니, 어지러워서 빈혈이 있는 것 같다고 병원을 찾는 경우는 거의 없을 듯 합니다.

그러면 빈혈은 어떤 증상이 주로 있을까요? 아무런 증상이 없는 경우가 가장 흔하고, 있다면 기운이 없고 숨이 찬 증상이 나타날 수 있습니다. 대부분의 빈혈은 급성 출혈에 의해 생기는 것이 아니라 만성질환과 연관되어 생기기 때문입니다. 빈혈의 대부분의 원인은 철분 부족에 의한 철결핍성 빈혈이나, 당뇨병, 암 등의 만성질환에 의해 생기는 만성질환 관련 빈혈입니다. 만성콩팥병이 생긴 경우에도 빈혈이 동반될 수 있습니다.

그러면 왜 알려진 것과 달리 빈혈은 어지러운 증상이 적고, 기운이 없고 숨이 찬 증상이 나타날까요? 일반적으로 아무 증상이 없는 사람이 검사를 해 보면 빈혈이 있다고 나오는 경우가 있습니다. 바로 우리 몸의 적응력 때문입니다. 서서히 빈혈이 생기면 적혈구가 부족한 상황에 우리 몸이 적응을 하게 됩니다. 이 때문에 보통은 증상이 없는 경우가 많습니다.

하지만, 만성적으로 빈혈이 생겨 혈색소가 10 g/㎗ 이하가 되면 심혈 관계에 부담을 주게 됩니다. 말초에 있는 세포에 산소가 충분히 전달되지 않으니 자꾸 혈액을 더 보내라는 신호를 보내게 됩니다. 그러면 심장 수축을 강하게 하여 혈액을 더 많이 전달하려고 하니 심장에 부담을 주는 것입니다.

만성콩팥병이 생기면 본인도 모르게 서서히 빈혈이 생기게 됩니다. 우리 몸은 서서히 생기는 변화에 잘 적응합니다. 말기콩팥병이 있는 경우, 몸에 부담을 주지 않는 혈색소의 기준은 9-10 g/㎗ 사이입니다. 혈액투석을 받는 환자에게 혈색소가 낮다는 검사 결과를 알려 드리면 '그래서 어지러웠지.' 하고 말씀을 할 수 있습니다. 하지만 만성빈혈에 항상 노출되어 있으므로 증상이 없는 경우가 더 많습니다.

혈액투석을 받는 경우, 병원에서 주기적으로 검사를 합니다. 결과에 따라, 빈혈은 조혈제와 철분주사로 조절하고 있습니다. 본인의 혈색소 수치가 많이 낮거나 높지 않다면 좀 더 무덤덤해지는 편이 좋을 것 같습니다. 병원에서 의료진이 검사에 더 신경 쓰고 예민하게 반응하니까요.

무슨 약이
이렇게 많나요?

———— ◆ ————

혈액투석을 받으러 온 나씨는 정규약을 처방받는다. 병
원 약국에서 약을 받아 온 나씨의 아내는 약의 양을 보고
깜짝 놀라게 되는데….

아내   무슨 약이 이렇게 많고 복잡한가요?
담당의 콩팥 기능이 떨어지면 투석 필수 약제를 복용해야
       합니다.
       1. 빈혈에 관련된 비타민제제, 철분제
       2. 칼슘과 인에 관련된 인흡착제, 비타민D제제
       3. 칼륨 수치가 올라가지 않게 하는 칼륨 흡착제
       4. 소변 양을 유지하기 위한 이뇨제
       5. 혈전 예방을 위한 항혈전제
       6. 혈압조절을 위한 혈압강하제
       그 밖에 당뇨병관련제, 심혈관계질환관련제, 위장
       관운동조절제 등 다른 합병증이 있는 경우는 약의

숫자가 더 늘어나게 됩니다. 각 질병을 다루는 과가 세분화되어, 약물이 중복되어 문제 되는 경우가 있어요. 그래서 각 과가 소통을 잘하고, 환자에게 꼭 필요한 약만 처방해 드리도록 노력하고 있습니다. 신장내과에서는 신 기능이 저하됨에 따라 약물의 양을 줄여야 하거나 꼭 필요하지 않은 약을 줄이는 등, 상황을 종합해서 처방해 드리고 있어요.

아내 네, 그래도 이렇게 약이 많네요. 여기 포에 들어 있는 가루약은 뭔가요? 이전에도 좀 받아 둔 게 있는 것 같던데.

담당의 칼륨에 대해서는 들어 보셨죠? 올라가면 부정맥이 생길 수 있어서 위험하거든요. 모든 음식에는 칼륨이 들어 있고 주로 소변을 통해 배설됩니다. 혈액투석을 할 때도 제거되지만 그래도 식사 시에는 항상 먹는 게 좋습니다.

투석 치료를 하는 경우라면 처방받은 약의 숫자만 봐도 놀랄 정도로 많습니다. 필수 약제는 위에서 설명 드린 정도이지만 되도록이면 복용편의성을 높여 약을 꾸준히 잘 복용하는 것도 중요합니다. 약을 잘 못 먹겠거나 부작용이 생

혈액투석을 시작하게 되었습니다

기는 것이 우려된다면 신장내과전문의와 상의하는 것이 좋습니다.

개인 의원으로
옮겨 가게 되었어요

———— ◆ ————

성실대학교병원 혈액투석실에서 투석 치료를 받던 나씨는 이제 안정이 되어 개인 의원으로 옮기도록 설명을 듣게 된다. 혈액투석실 간호사가 주변에 있는 혈액투석실 목록을 보여 주고 가까운 병원을 선택하라고 설명을 하는데, 마침 이전에 방문했던 집 근처 병원 이름을 보게 된다.

나씨 　아, 여기 단호한내과요. 집 근처 병원이고, 가 본 적이 있는 곳이네요.

간호사 　네, 잘됐네요. 여기가 가까우면 그 병원으로 가시면 됩니다.

나씨 　네, 계속 여기서 투석 치료를 받을 수는 없나 보네요.

투석의 　아무래도 상급종합병원은 좀 더 중한 환자를 진료하는 시설이기 때문에 여기서 계속 치료를 받기는 어려워요. 많이 아프시거나 치료하기가 어려운 분

　　　　혈액투석을 시작하게 되었습니다

들을 봐 드려야 하거든요. 여기서 혈액투석도 시작하시고 많이 힘드셨죠?

나씨 아뇨, 힘들긴요. 처음에 혈액투석을 시작할 때는 어떤 치료를 받을지 걱정이 많았는데, 잘 시작할 수 있도록 많이 도와주셔서 고마웠어요. 그런데 참, 옮겨 가는 병원에서 서류가 필요하다고 하네요.

간호사 네, 아까 사모님께서 말씀하셨어요. 소견서, 혈액투석전원의뢰서 등 필요한 서류를 준비해 드릴게요.

나씨 다음 달에 예약되어 있던데 한 번 찾아올게요. 그동안 저 때문에 고생도 많이들 하셨는데.

투석의 네, 다음 달 외래에서는 그쪽 병원에 가셔서도 안정되었는지 확인해 드릴 겁니다. 개인 의원에서도 정기 검사, 약 처방 등 필요한 것은 모두 가능하니 다음 처방은 그 병원에서 받으시면 됩니다.

나씨 그동안 많이 감사했습니다. 여기서 다시 뵈면 안되는 거겠죠? (웃음)

간호사 하하하, 건강하게 다시 만나셔야죠. 안녕히 가세요.

혈액투석을 전문으로 하는 개인 의원에서도 혈액 검사,

흉부방사선 촬영, 심전도 등 혈액투석 환자들이 받는 정기 검사는 모두 시행하고 있습니다. 일주일에 3회씩 병원을 방문하여 혈액투석을 받고 정기 검사를 하니 투석을 받는 병원이 그 환자의 상태를 가장 잘 알고 있다고 할 수 있습니다. 그러니 그에 따른 처방 또한 투석 치료를 받는 병원에서 받으면 됩니다.

혈액투석을 시작하게 되었습니다

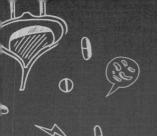

Part 4

당뇨병과
만성콩팥병

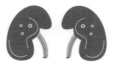

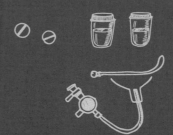

당뇨병의
혈관합병증

———◆———

　김과식 씨는 당뇨병으로 인슐린 주사를 맞고 있다. 당뇨병이 생긴 지 벌써 20년째이고, 10여 년 전부터 인슐린 주사를 맞게 되었다. 당뇨병으로 다니던 병원에서 콩팥 기능이 나빠졌다며, 1년 전 인근 혈액투석실이 있는 내과를 소개받고 옮겨 오게 된다. 5년 전에는 심한 두통, 어지러움증으로 응급실을 찾아 뇌경색으로 진단받았다. 다행히 빨리 응급실을 찾아 조치를 받아 큰 이상이 없이 퇴원했다. 최근에도 인슐린 주사를 맞고 의식이 흐려져 119를 불러 응급실에 실려 간 적이 있었다. 이제는 투석 준비를 해야 한다는 얘기를 듣게 된다.

단호박　처음에 저희 병원에 오실 때도 콩팥 기능이 나빠서 오시게 된 거 잖아요. 말씀드렸다시피, 옮겨 온 이후로도 1년간 콩팥 기능이 조금씩 나빠지고 있었습니다. 이번에 검사한 결과를 보니 크레아티닌 수치가 5.5 ㎎/㎗로 혈액투석을 준비할 단계가 됐어요. 힘드시겠지만 상급종합병원 신장내과에서 진료를 보고, 투석 치료를 위한 준비를 해야 합니다.

김씨   아직은 팔팔한데 준비를 해야 하나 보네요.

단호박   네, 지난달 크레아티닌 수치가 4.2 ㎎/㎗였는데 이번 달에 1이 넘게 올랐어요. 단백뇨도 지속적으로 줄지 않고 나오고 있습니다. 크레아티닌 수치로 투석 시작을 결정하는 것은 아니지만, 올라가는 속도가 빨라서 미리 준비해 두는 게 좋습니다. 혈액투석을 받으려면 팔에 혈관 수술을 해야 하고 사용하려면 최소 6주 이상이 걸리니까요.

김씨   네, 알겠습니다. 투석을 안 하려면 다른 방법은 없겠죠?

단호박   신이식을 받으면 되는데 준비하는 데 시간도 걸리고 간단하지는 않죠. 신장을 공여해 줄 사람이 있어야 하는데 쉽지 않은 문제입니다. 먼저 투석을 준비하시고 신이식은 향후에 준비하셔야 해요.

당뇨병은 합병증이 무서운 병입니다. 만성합병증은 크게 대혈관 합병증과 미세혈관 합병증으로 나뉩니다. 대혈관

합병증으로는 관상동맥질환, 뇌혈관질환, 말초혈관 질환으로 요약될 수 있고, 미세혈관 3대 합병증으로 당뇨병성 망막증, 신증, 신경장애가 있습니다. 혈당이 올라간다고 해서 초기에 만성합병증이 바로 생기는 것이 아닙니다. 오랜 시간에 걸쳐 혈관이 지속적으로 나빠지고 그에 따른 결과로 합병증이 오게 됩니다. 평상시 혈당을 잘 조절해야 하는 이유입니다. 만성합병증이 생기고 나면 되돌아갈 수 없습니다. 혈당을 잘 조절하고 정기적으로 검사를 하는 것이 합병증 예방의 지름길입니다.

혈액투석을 시작하게 되었습니다

당뇨병과 심혈관질환,
그리고 콩팥

———— ◆ ————

당뇨병에 의한 만성콩팥병으로 혈액투석 치료가 필요하다는 이야기를 듣게 된 김과식 씨는 도저히 믿어지지가 않았다. 상급종합병원에서 진료를 받도록 진료의뢰서를 발급받은 김씨는 또 다른 병원에서 검사를 받아 봐야 하나, 투석 말고는 다른 방법은 없나 망설이게 된다. 콩팥 기능에 좋은 음식에 대해 인터넷 기사를 검색하던 김씨는 블랙푸드를 이용한 식이요법을 하겠다고 결심하게 된다. 검은콩, 검은깨, 콩, 호두, 구기자 등을 많이 먹고, 혈당 조절에 도움이 많이 된다는 현미밥으로만 식사를 한다. 특히 팥을 삶은 물이 신장 기능에 좋다고 하여 하루 수차례 마신다.

그러던 어느 날, 갑자기 숨이 많이 차고 온몸에 힘이 빠지고 음식을 잘 먹지 못하게 된다. 무언가 잘못됐다고 생각한 김씨의 아내는 119 구급대에 연락을 한다. 그리고 응급실을 찾게 되는데….

응급의 어디가 불편해서 오신 거죠?

김씨 네, 숨이 차고 기운이 하나도 없어요.

응급의 혹시 앓고 있는 병은 없나요? 고혈압이나 당뇨병
이요?

김씨 당뇨병으로 인슐린 주사를 맞고 있어요. 최근에는
콩팥 기능이 안 좋다고 해서 큰 병원 가 보라고 하
던데….

응급의 언제 그런 말씀을 들었나요?

김씨 한 3주 정도 된 것 같아요.

응급의 네, 다리가 많이 부어 있고, 숨도 많이 차 보이네
요. 숨소리를 들어 보니 폐에 물이 많이 차 있는 것
같습니다. 먼저 응급 검사를 해 보겠습니다.

검사를 받은 김씨는 결과 설명을 듣게 된다.

응급의 혈액 검사 결과를 보니 전해질에 이상이 많이 생겼
어요. 칼륨 수치가 많이 높습니다. 더 큰 문제는
심전도검사에서 심근경색이 의심되거든요. 빨리
심장혈관 검사를 해야 합니다. 심장내과와 상의해
보겠습니다.

혈액투석을 시작하게 되었습니다

김씨는 급성심근경색을 진단받고, 만성콩팥병에 의한 전해질이상, 대사성산증이 동반되었다는 얘기를 듣는다. 먼저 심장혈관조영술을 하고 심혈관 스텐트 시술을 받는다. 그 후 응급으로 혈액투석을 시작하게 된다.

당뇨병이 생긴 분들은 경구혈당강하제나 인슐린 주사 등에 거부감이 있는 경우가 많습니다. 약을 먹기 시작하면 평생 먹어야 하는지를 걱정합니다. 또한 건강기능식품이나 혈당 강하에 좋은 다른 자연 치유 방법이 있지 않은지를 찾게 됩니다. 나만이 아는 비법으로 혈당을 조절했다는 소식에 귀를 기울이게 됩니다.

하지만, 이는 어디까지나 보조제임을 명심해야 합니다. 건강한 식생활과 꾸준히 하는 운동만이 도움이 됩니다. 혈당을 조절해 주는 아주 특별한 방법이 있다면 거의 다 아닐 가능성이 높습니다. 당뇨병의 합병증은 올바른 식습관, 꾸준한 운동, 정기 검사, 적절한 혈당강하제 복용만이 막을 수 있습니다.

특히 위의 예에서 봤듯이 블랙푸드와 같은 한쪽으로 치우친 음식으로는 콩팥의 기능을 되돌리는 것은 불가능합니다. 콩팥 기능이 정상이라면 도움이 될 수도 있겠지만, 이미 콩팥 기능이 떨어진 상태에서는 오히려 전해질 불균형을 일으키는 음식이 될 수 있습니다.

당뇨병에 의해 협심증, 심근경색 등의 심혈관질환이 생기는 분들이 많습니다. 당뇨병이 있으면 혈관에 떠다니는 당이 혈관을 손상시키고 손상된 혈관에 혈전이 침착되기 쉽습니다. 또한 동맥경화가 생기게 됩니다. 당뇨병이 과거 심혈관질환의 병력과 함께 가장 큰 위험인자로 간주되는 이유입니다. 당뇨병이 가장 큰 원인이 되는 만성콩팥병 환자들은 결국 심혈관계질환의 합병증에 의해 사망에 이르는 경우가 대부분입니다.

혈액투석을 시작하게 되었습니다

인슐린 주사 치료는
당뇨병의 최악의 단계?

한국은 인슐린 치료율이 낮은 국가입니다. 인슐린을 맞으면 대부분 많은 문제가 생기는 것으로 생각하고, 막연히 주사를 맞는 것에 대한 거부감이 있기 때문입니다. 인슐린은 세포에 있는 혈당이 지나가는 문을 열리게 하여 혈관의

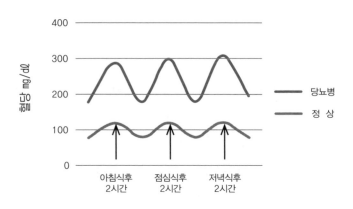

:: 당뇨병, 정상인의 혈당 변화 비교 ::

당을 세포 속으로 넣어 주는 기능을 하는 꼭 필요한 호르몬입니다. 인슐린을 맞아야 하는 경우는 인슐린의 분비 능력이 많이 떨어졌거나, 세포가 인슐린에 대해 잘 반응하지 않는 인슐린 저항성이 높아진 경우입니다.

위의 표는 식사 후 혈당의 변화를 그래프로 표시한 것입니다. 보통 식후 2시간에 혈당이 가장 많이 올라가는 것으로 알려져 있습니다. 정상인은 8시간 공복 시 100 ㎎/㎗ 이하, 식후 2시간에도 140 ㎎/㎗을 잘 넘지 않습니다. 공복 혈당이 126 ㎎/㎗을 넘으면 당뇨병이라고 합니다. 당뇨병이 있는 경우 식사를 하지 않은 상태에서도 혈당이 정상 범위를 초과하여 상승해 있습니다. 또한 식사 후에는 혈당이 많이 올라가는 것을 볼 수 있습니다.

경구혈당강하제는 인슐린의 분비를 늘리거나, 인슐린이 분해되는 속도를 느리게 하거나, 인슐린에 대한 세포의 반응을 개선하여 혈당을 조절합니다. 하지만 경구혈당강하제는 점차 내성이 생기게 되고, 당뇨병 유병기간에 따라 인슐린 분비 능력도 떨어지게 됩니다. 오랫동안 당뇨병이 지속되면, 경구제로는 혈당 조절이 어렵게 되며, 인슐린을 꼭 맞아야 하는 상황이 발생할 확률이 높아집니다.

혈액투석을 시작하게 되었습니다

현재 가장 많이 처방되고 있는 인슐린은 크게 두 가지로 나눠 볼 수 있습니다. 지속형이라 하여 24시간 동안 혈당 강하 효과를 나타내는 제제가 있으며, 속효성이라 하여 4시간 전후로 작용하며 식후 혈당을 떨어뜨리는 데 효과적인 제제가 있습니다.

아래의 표는 혈당이 높은 경우 인슐린이 어떤 방식으로 작용하는지를 보여 주는 것입니다. 지속형은 전체적인 그래프를 아래쪽(보라색 실선이 분홍색 실선)으로 이동하게 만들어 주는 역할을 합니다(검은색 화살표, 기저 혈당이 보라색 점선에서 회색 점선으로 이동).

하지만 지속형만으로는 식후에 많이 상승하는 혈당을 해롭지 않은 범위까지 떨어뜨리는 것이 어려울 수 있습니다. 속효성은 식사를 한 후 상승하는 혈당을 떨어뜨려 주는 역할을 하여 그래프를 분홍색 실선보다 회색 실선으로 더 완만하게 만들어 줍니다(보라색 화살표, 식후혈당 강하).

이렇게 두 가지 제제를 사용하면, 거의 정상인에 가까운 혈당으로 만들어 주는 것이 가능해집니다.

인슐린 치료가 당뇨병에서는 꼭 필요할 수 있습니다. 하지만 과량으로 맞는 것도 해로울 수 있습니다. 인슐린이 계

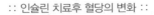

:: 인슐린 치료후 혈당의 변화 ::

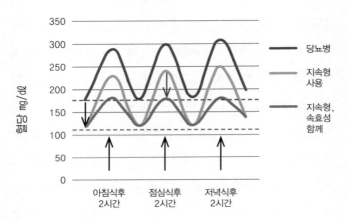

속 높은 상황이 지속되면 여러 가지 부작용이 생길 수 있기 때문입니다. 인슐린은 혈관 안의 당을 세포 속으로 들어가 이용을 하게 만들기 때문에 세포 자체가 커지는 부작용이 뒤따릅니다. 그렇게 되면 체중 증가, 혈관내피세포의 크기 증가로 이어지며, 심혈관계질환을 악화시키는 요인이 될 수 있습니다.

저혈당은 인슐린을 과량으로 맞거나, 췌장에서 인슐린 을 많이 나오게 하는 경구혈당 강하제를 복용한 경우가 대 부분의 원인입니다. 혈당을 너무 잘 조절하려고 하다가 저

혈액투석을 시작하게 되었습니다

혈당이 생기게 되면, 혈당이 잘 조절되지 않아 좀 상승했을 때보다 급성 사망률은 훨씬 높아집니다. 특히 고령이나 만성콩팥질환이 있는 경우, 어지러움증이나 식은땀이 나는 등 저혈당의 경고 증상 없이 생기는 경우에는 매우 위험하다고 할 수 있습니다. 증상이 없어 저혈당에 대한 대처를 전혀 못하게 되기 때문입니다. 따라서 자주 혈당을 재고, 3개월 간격으로 당화혈색소 검사를 하며 조절하는 것이 중요합니다. 인슐린은 잘 쓰면 약이 되고 잘못 쓰면 독이 되는 대표적인 약물입니다.

만성콩팥병과
혈당 조절

— ◆ —

    심장혈관조영술을 받는 김과식 씨는 우측 목 부위에 혈액투석유치카테터를 삽입받고 혈액투석을 받게 된다. 혈액투석을 받으면서 몸은 좀 편해졌지만, 자꾸 혈당이 떨어져 식은땀도 나고 어지러움증이 생기게 된다. 김씨는 혈액투석을 받는 도중 혈액투석담당의와 만났다.

투석의   투석 4번째인데 좀 어떠신가요? 불편한 데가 있나요?

김씨   네, 아직은 기운이 많이 없어요. 숨찬 건 좀 좋아졌어요.

투석의   입맛은 좀 어떤가요?

김씨   밥은 이제 좀 먹어요. 그래도 아직 많이 먹지는 못하겠어요.

투석의   투석을 시작하고 요독이 제거되면 입맛은 좀 좋아지기 마련입니다.

김씨 입맛은 좀 나아지는 것 같아요. 그런데, 자꾸 식은
      땀이 나고 기운이 없어요.

투석의 혈당 수치를 보니까 낮을 때가 많은데, 인슐린 용
       량을 좀 조절해야겠어요.

김씨 어제는 병실에서 지속형은 30단위, 속효성은 밥 먹
      기 전 8단위로 놔 주던데….

투석의 식사는 일정한 때에 하시나요? 나오는 식사는 다
       드시나요?

김씨 반찬은 너무 맛이 없어서 좀 남기기는 하고, 원래
      현미나 잡곡을 먹다가, 병원에서는 흰 쌀밥이 나오
      니 괜히 걱정돼서 좀 남겨요. 고구마, 감자, 과일
      은 잘 넘어가네요.

투석의 네, 치료식은 입에 잘 안 맞을 수 있으니 꼭 다 맞
       춰서 드시기는 힘들 것 같네요. 반찬이나 음식의
       종류는 교육의 의미도 있으니 참고하시면 도움이
       많이 될 겁니다. 주의해야 할 점은 감자, 고구마,
       과일에는 칼륨이 많이 들어 있으니 많이 드시면 안
       됩니다. 음식이라는 게 아예 안 먹을 수는 없습니
       다. 과일도 건강할 때 드신 것보다 3분의 1 정도로
       줄여서 드신다고 생각하세요. 예를 들면, 이전에

사과 1개를 다 드셨다면 지금은 3분의 1 정도만 드시는 거죠.

자꾸 식은 땀이 나고 기운이 빠지는 증상을 보니 저혈당이 있는 것 같아요. 병실에서 증상이 있을 때 혈당을 재 드리라고 얘기해 둘게요. 아직은 식사량이 일정하지 않은 데다 혈액투석을 받게 되면, 저혈당이 생길 수도 있습니다. 혈액투석을 할 때 당이 빠져나가기 때문이에요. 투석 받는 날은 인슐린을 줄여서 맞도록 해 드릴게요. 혈당 검사를 보고 인슐린 주사량도 전반적으로 조절해 보겠습니다.

당뇨병에 만성콩팥병이 동반된 환자의 경우 인슐린 치료를 받으면 저혈당의 위험도가 더 높아집니다. 경구혈당강하제의 경우도 콩팥으로 배설되는 약이 많기 때문에 복용 가능한 약이 적어집니다. 만성콩팥병이 있는 경우 투약이 가능한 약인지 확인하고, 반드시 적절한 용량으로 처방을 받아야 합니다.

혈액투석을 시작하게 되면 혈당이 잘 조절되지 않는다는 말씀을 하시는 분들이 많습니다. 혈액투석 도중에 저혈당이 생길 위험도 있고, 콩팥 기능 저하로 인슐린이나 약물을 감

혈액투석을 시작하게 되었습니다

량해야 하는 경우가 많기 때문입니다. 약 8주간의 평균혈당을 반영하는 당화혈색소(HbAc1)는 콩팥 기능의 저하가 없는 당뇨병에서는 목표치가 6.5%(평균혈당 120 ㎎/㎗)이지만 혈액투석을 하는 경우 목표치는 7-8%(135-165 ㎎/㎗)입니다.

당뇨병성 신증은 당뇨병이 15년 이상 오래된 경우에 발생합니다. 당뇨병의 거의 마지막 단계로 오는 합병증이라 할 수 있습니다. 당뇨병성 신증이 있는 경우 혈당이 좀 올라가도 더 이상 진행될 합병증은 많지 않습니다. 하지만 혈당을 너무 잘 조절하려 하다가 저혈당이 생기면 사망률이 급격히 증가합니다. 혈당강하제 중 주로 콩팥으로 배설되는 약물에 의해 저혈당이 생기면 긴 시간 동안 심하게 지속되어 매우 위험할 수 있습니다. 의료진이 혈당이 상승하는 것보다 저혈당을 더 걱정하는 이유입니다.

처음 혈액투석을 시작한 경우 혈당의 변동성이 심한 경우가 있습니다. 혈액투석을 받기 시작하여 쌓였던 노폐물이 일정하게 제거되면 식욕 부진이 개선되어 식사량도 늘고 영양 상태가 좋아집니다. 이때 혈당 조절이 잘 되지 않는다고 성급해질 필요가 없습니다. 급하게 조절하여 저혈당을 유발하는 것은 위험하니 시간을 갖고 천천히 조절하는 것이 상책이라 할 수 있습니다.

말기콩팥병의
가장 큰 원인은 당뇨병

———— ◆ ————

혈액투석을 받게 된 김과식 씨는 이전에 식사 교육을 함께 받았던 나씨와 자주 이야기를 나누게 된다. 나씨는 김씨의 건강 상태에 대해 듣고 많이 놀란다. 망막도 많이 손상되어 시술을 받아야 하고, 심근경색, 뇌경색 등 여태까지 우여곡절이 많았다고 한다. 더구나 저혈당으로 응급실에 실려 간 적도 여러 번이라고 하며, 투석을 받게 된 이후로는 혈당이 들쭉날쭉하고 조절이 전혀 안 되는데 병원에서는 제대로 된 조치도 안 해 준다며 불만이 많다고 한다.

김씨 음식이 입맛에 안 맞아서 참 힘들어요. 며칠 후에 퇴원하시니 좋겠습니다. 난 자장면이나 냉면 한 그릇 편하게 먹어 보는 게 소원이에요. 퇴원하면 맛있는 거 많이 먹으러 다니셔요.

나씨 아, 네. 말씀하신 메뉴들은 정말 당기기는 하네요. 그래도 소금이 많이 들어 있다는 음식이라 안 될

혈액투석을 시작하게 되었습니다

거 같아요.

김씨   그나저나 저는 팔 혈관 수술도 인조혈관으로 해야 한다네요. 목 부위에 도관을 한 것도 불편해 죽겠는데.

나씨   인조혈관이요? 저는 아니었는데.

김씨   저는 혈관이 가늘어서 이어 주어도 기능을 못한다나. 거기에다 혈전용해제도 중지해야 해서 며칠을 기다리라고 하네요. 심장 시술을 받은 이후로 약이 많이 늘었어요. 가뜩이나 입맛이 없어서 밥을 제때 못 먹는데 약만 계속 먹으라고 하니, 참 힘드네요.

2022년 통계를 살펴보면, 우리나라 말기콩팥병 환자의 약 48%는 당뇨병이 원인입니다. 당뇨병 환자가 급속도로 늘고 평균수명도 연장되고 있습니다. 오랫동안 당뇨병을 앓다 보면 각종 합병증이 생기며, 당뇨병성 망막병증, 심혈관계질환, 당뇨병성 신증은 함께 찾아오는 불청객입니다.

더군다나 동정맥루수술을 받으려면 혈관이 나쁘지 않아야 하는데, 당뇨병이 오래되거나 고령이 되면 혈관 상태가 좋지 않아 우리 몸의 혈관만으로 수술이 불가능한 경우도 많습니다. 이런 경우 인조혈관을 혈액투석의 통로로 사용하게 됩니다. 수술 전에 아스피린 등의 항혈전제는 의료진과 상의해서 중지해야 합니다. 약에 따라, 수술의 경중에 따라, 출혈 성향에 따라 달라지기는 하지만 통상 3-7일까지 중지한 후 수술을 하게 됩니다.

혈액투석을 시작하게 되었습니다

당뇨병의
발 관리

———— ◆ ————

　오늘도 혈액투석을 받는 김과식 씨는 며칠 전부터 발가락
에 좀 아픈 감각이 있었다. 당뇨병이 생긴 후부터는 손발이
차가워서 양말을 항상 신고 있었다. 투석을 시작하고 양말
을 벗어 보니 왼쪽 엄지 발가락 안쪽이 검게 변해 있는 것
을 발견하게 된다. 혈액투석실 간호사에게 이야기를 하게
되는데….

　간호사　아니, 발이 언제부터 이렇게 된 거죠? 잘 모르셨나
　　　　　봐요.
　김씨　　그러게요. 다리가 저리고 차가운 감각이 있지만 발
　　　　　가락이 이런지는 몰랐네요
　간호사　투석실 담당선생님이 오시면 말씀을 드릴게요.
　투석의　아, 발끝이 검게 변하고 염증이 있네요. 이런 경우
　　　　　를 '당뇨발'이라고 해요. 당뇨병은 혈관을 나쁘게
　　　　　하는 병이고 신경도 나빠지게 하거든요. 감각신경

이 둔해져서 발에 상처가 나도 잘 모를 수 있어요. 먼저 소독해 드릴게요. 발끝으로 가는 혈관이 좁아져 있는지 혈관 검사를 해 봐야겠습니다.

당뇨병이 있는 경우에는 병원을 방문했을 때 아무런 이상이 없더라도 신발을 벗고 발을 진찰하는 것이 필요합니다. 당뇨병은 혈관을 손상시켜 말초신경의 감각을 둔하게 만들고 손상된 신경에 의해 이상감각이나 통증을 일으키기도 합니다. 전혀 통증이 없는데도 불구하고 당뇨발이 생기는 경우가 많습니다. 작은 상처가 생겨도 혈액순환이 잘 되지 않아 상처가 악화되고 궤양성 병변으로 발전할 수 있습니다. 항상 발이 습하지 않게 잘 건조시키고 발이 눌리지 않는 편안한 신발을 신는 것이 중요합니다.

당뇨발이 있는 경우 소독 치료를 기본으로 합니다. 또한 발의 혈관이 정상인지도 검사해 봐야 합니다. 발끝으로 가는 혈관이 좁아져 있으면 상처가 잘 낫지 않기 때문입니다. 혈관조영술을 통해 혈관이 좁아져 있는 부위가 없는지 검사하고 필요시 혈관확장술을 하기도 합니다. 심한 경우에는 발가락을 절단해야 하는 경우도 있을 수 있습니다. 당뇨병이 있는 경우 발은 항상 상처가 생기지 않게 잘 관리해야 합니다.

혈액투석을 시작하게 되었습니다

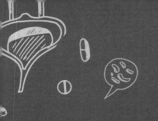

Part **5**

고혈압과
콩팥

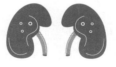

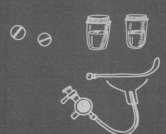

고혈압의
합병증

— ◆ —

혈액투석을 시작하게 된 나씨는 오늘 안과 정기검진을 받게 된다. 고혈압이 오래되었지만 시력이 나쁘지 않아 특별한 검사를 받지 않았던 나씨는 안과 검진이 필요하다는 설명을 듣고 안과를 찾아갔다.

안과의 안녕하세요? 검사를 보니 안압은 약간 올라가 있는 정도라 당장 치료할 필요는 없는 상태인데요. 망막 검사에서 고혈압성 망막증이 약간 보이네요.

나씨 고혈압성 망막증이요?

안과의 네, 고혈압은 신체의 여러 부위 혈관을 나쁘게 할 수 있습니다. 지금 혈액투석 치료를 받고 있으시죠?

나씨 네.

안과의 고혈압으로 망막손상이 약간 보이지만 아직 단계가 높지 않아 당장 치료가 필요하지는 않습니다. 6개월 간격으로 검사를 받아 보시는 게 좋겠습니다.

나씨   망막병이 나빠지지 않게 하려면 어떻게 해야 할
      까요?

안과의 망막에는 모세혈관이 많이 분포되어 있고 혈압, 혈
      당 등이 직접적으로 영향을 줍니다. 현재는 혈압
      을 잘 조절해 드리는 게 악화를 막는 가장 좋은 방
      법입니다. 안과에서 정기적으로 검사해서 나빠질
      경우 치료해야 해요. 아직은 치료를 진행해야 하는
      상태는 아닙니다.

고혈압은 만병의 근원입니다. 특히 심장, 망막, 콩팥을
나쁘게 하여 심비대, 고혈압성 망막증, 고혈압성 사구체경
화증 등의 대표적인 합병증이 생길 수 있습니다. 뇌경색,
뇌출혈 등의 뇌혈관질환, 협심증, 심근경색 등의 심장혈관
질환도 고혈압이 원인이 되는 경우가 많습니다.

고혈압은 '침묵의 살인자'라는 별명이 있습니다. 혈압이
높은 것을 증상으로 알기가 참 어렵습니다. 가끔 머리가 아
프거나 뒷목이 뻣뻣하다고 호소하시는 분들이 있으나 혈압
과 뚜렷한 연관성을 찾기는 어렵습니다. 오히려 자고 일어
나서 머리가 맑지 않은 증상이 있을 수 있습니다. 혈압 측
정 30분 전에는 흡연이나 커피 등을 삼가시고 5분 이상 안

정을 취한 후 측정하는 것이 좋습니다. 요즘은 가정에서 혈압을 측정하는 것을 더 권장해 드립니다. '백의성 고혈압'이라 하여 의료진 때문에 긴장하여 혈압이 높게 측정되는 경우가 많기 때문입니다.

혈액투석을 시작하게 되었습니다

고혈압에 의한
심비대

———— ◆ ————

　김과식 씨는 혈액투석 치료를 시작하고 정기 검사로 흉부 방사선 촬영, 심전도 검사를 한다. 지난번 혈액투석이 끝난 후 검사를 했고, 오늘은 그 검사 결과에 대한 설명을 듣게 된다.

담당의　처음 응급실로 입원하시면서 심근경색으로 스텐트
　　　　시술을 받으셨는데, 지금은 흉통이 있거나 불편하
　　　　지는 않으시죠?

김씨　　네, 가슴이 아픈 건 괜찮아요.

담당의　당뇨는 인슐린치료를 받고 있으시고, 고혈압은 얼
　　　　마나 오래되신 거죠?

김씨　　당뇨병 생길 무렵에 같이 약을 먹기 시작한 것 같
　　　　네요. 20년쯤 된 것 같아요.

담당의　이번에 엑스레이 촬영 결과를 보니 심장의 크기가
　　　　커져 있고, 심전도에서도 심비대가 보이네요. 건

체중을 잘 정해 드리는 게 중요하겠습니다.

김씨 제가 아직도 체중을 더 **빼야** 하나요? 투석 치료가
끝나면 그렇게 힘이 드는데?

담당의 양말을 벗고 바지를 걷어 보시겠어요? 부어 있는지
살펴보려고요.

담당의가 김씨 다리의 정강이 앞부분을 눌러 보고 발목
부위를 확인한다.

담당의 다리에 아직 약간의 부종이 있어요. 아직은 수분
제거가 충분히 되었다고 볼 수는 없습니다.

김씨 입원해서 벌써 6 kg은 줄인 거 같은데요. 더 **빼는**
건가요?

담당의 몸에 있는 수분이 충분히 제거되어야 더 편안해질
겁니다. 혈액투석이 살을 **빼** 드리는 치료가 아니라
남아 있는 수분을 제거해 드리는 거니까요. 최대한
힘들지 않게 서서히 줄여 가겠습니다.

고혈압의 합병증으로 심비대가 생기게 되면 어떤 일이 발
생할까요? 이완기능이 떨어져 심장으로 돌아오는 혈액을

잘 받아들이지 못하게 됩니다. 또한 신체에서 요구하는 혈액을 효율적으로 보내 주지 못하게 되면 심부전증으로 악화될 수 있습니다. 거기에다 비대해진 심장 근육 자체에 혈액 공급을 잘해 줄 수가 없게 되어 허혈성 심장질환의 위험이 높아지게 됩니다. 이와 같이 비대해진 심장 근육으로는 정상적인 심장의 역할을 할 수가 없습니다. 심비대는 한번 생기게 되면 다시 정상적인 심장 근육으로 돌아올 수 없다는 것이 더 큰 문제입니다.

고혈압이 있는 경우 주기적으로 흉부방사선 촬영, 심전도, 정밀 검사인 심장초음파 등으로 꾸준히 관리하는 것이 중요합니다. 또한 심비대가 있을 경우 심장 근육이 더 이상 나빠지지 않게 하는 혈압약의 선택도 중요합니다. 반드시 정기 검사를 해야 하는 이유입니다.

고혈압이 있는데
혈압약을 먹지 말라고요?

───── ◆ ─────

　　단호한 내과에서 혈액투석을 받고 있는 나건강 씨는 최근 혈액투석 치료가 조금씩 힘들다고 느껴진다. 혈액투석이 끝나고 나면 자꾸 기운이 없고 어지러워 투석을 받은 날이면 집에서 아무 일도 못하고 쉬어야 하는 경우가 많았다.

단호박　안녕하세요. 오늘은 좀 어떠세요?

나씨　　네, 다른 건 많이 좋아졌는데 요즘 들어서 자꾸 기운이 없고 힘들어요.

단호박　오늘 혈압을 보니 혈압이 투석 치료를 받을 때는 좀 낮은 편이네요. 투석 끝나고 나서 많이 힘드신가요?

나씨　　혈액투석이 끝나고 집에 가면 거의 맥을 못 추고 쉬어야 해요. 기운이 하나도 없어요.

단호박　네, 요즘 혈압약은 어떻게 복용하시나요?

나씨　　아침에 두 알이 들어가 있는 걸로 아는데요.

단호박　혈압약 가운데 1정은 중지하고, 1정만 저녁 시간에

　　　　　　　　　　혈액투석을 시작하게 되었습니다

드세요. 어떤 걸 중지할지 설명해 드릴게요.

나씨 그럼 원래 혈압약은 계속 아침에 먹었는데 앞으로는 저녁에 먹어야 하나요?

단호박 혈액투석을 오전 중에 받으시니 아침에 혈압약을 복용하고 오시면 투석 중 혈압이 떨어지는 경우가 많이 생깁니다. 혈액투석을 받는 날에는 혈압약을 혈액투석이 끝나고 복용하거나, 저녁에 복용하는 것이 더 유리한 경우가 많습니다. 혈압이 많이 떨어지게 되면 약을 중지하겠습니다.

나씨 고혈압 합병증으로 혈액투석을 시작했는데, 혈압약을 안 먹어도 되나요? 이러다가 혈압이 많이 올라가면 어떻게 하죠?

단호박 목표로 하는 혈압의 기준은 어떤 질환이 동반되어 있느냐에 따라 달라질 수 있어요. 혈액투석을 받는 분들은 수축기 혈압을 기준으로 140 mmHg 이하로 떨어지면 투석 중 저혈압이 생기는 등 많은 부작용이 생겨요. 지금은 혈압이 많이 낮으니 건체중만 잘 맞추면 혈압이 많이 오르지는 않을 거예요.

만성콩팥병이 생기면 콩팥의 중요한 기능 중 하나인 혈액

내의 수분 양을 조절하는 기능이 나빠지게 됩니다. 혈액순환량이 많아서 혈압이 상승하게 되니, 혈액투석으로 수분을 적절히 제거하게 되면 혈압이 떨어집니다. 혈액투석을 받기 전에는 혈압약을 2-3가지씩 복용하다가 혈액투석을 시작한 후에는 중지하게 되는 일도 발생할 수 있습니다.

혈액투석을 받으면서 생기는 합병증인 '혈액투석 중 저혈압'은 많은 환자들이 겪는 일입니다. 혈액투석 중 저혈압을 예방하기 위해 혈압약을 저녁에 처방 드리는 경우가 많습니다. 혈압약의 용법을 저녁으로 바꿨는데도 혈압이 낮으면 혈압약을 중지하기도 합니다. 고혈압이 있는데 혈압약을 중지한다고 걱정하실 필요는 없습니다. 혈액투석 중 저혈압을 예방하는 것이 더 중요할 수 있기 때문입니다.

심근경색 등의 허혈성 심장 질환이 동반되어 있는 경우에는 혈압약을 심근 보호 목적으로 꼭 사용해야 할 수도 있습니다. 이런 환자들에게는 혈압이 많이 낮음에도 불구하고 최소 용량으로 혈압약을 사용하기도 합니다.

혈액투석을 시작하게 되었습니다

말기콩팥병의 원인 3위,
사구체신염 그것이 궁금하다!

사구체신염이라는 흔치 않은 병이 있습니다. 말 그대로, 콩팥을 구성하는 사구체에 염증이 생기는 병을 뜻합니다. 사구체신염은 말기콩팥병 원인의 3위를 차지하고 있습니다. 그러면, 사구체신염은 어떻게 알 수 있을까요? 알려진 대로, 콩팥질환은 많이 진행하기 전까지는 증상이 없는 경우가 많습니다. 소변에 거품이 보이거나, 소변을 볼 때 피가 비친다든지, 콜라색 소변이 나올 수 있다고 하지만 아무 증상이 없는 경우가 더 많은 병입니다.

사구체신염은 소변 검사에서 혈뇨나 단백뇨가 발견되어 원인을 알기 위해, 콩팥조직검사를 시행하여 진단이 됩니다. 현미경으로 분류한 조직학적 특징에 따라 진단명이 정해지며 그에 따라 치료 방법이 달라집니다. 콩팥은 혈액이 풍부하게 공급되는 기관으로 콩팥조직검사에는 위험이 따르기 마련입니다. 그러므로 병의 원인을 꼭 파악하여 치료를 해야 하는 경우에만 신중하게 선택하여 조직검사를 시행하게 됩니다.

사구체신염의 가장 흔한 원인으로 IgA(면역글로불린A) 신병증이 있습니다. 면역글로불린A라는 면역에 관련되는 물질이 콩팥에 침착되면서 생기는 병입니다. 이밖에도 콩팥 조직검사의 소견에 따라 국소분절성사구체경화증(FSGS), 막증식사구체신염(MPGN), 막성사구체신염(MGN) 등 흔히 볼 수 없는 질환도 있습니다. 또한, 사구체신염의 원인이 되는 대표적인 '전신성질환'으로 루프스, B형간염바이러스 등이 있습니다. 혈관벽에 염증이 생기는 혈관염이 원인이 될 수 있습니다.

조직검사 결과에 따라, 우리 몸의 면역세포가 콩팥을 공격하는 자가면역성 질환에는 면역억제제를 사용해야 하는 경우도 있습니다. 고혈압에 대한 약으로 흔히 처방하는 안지오텐신전환효소억제제나 안지오텐신수용체차단제를 단백뇨량을 줄이고 콩팥을 보호하기 위해 사용하기도 합니다. 사구체신염은 만성질환인 당뇨병, 고혈압과 다르게 좀 더 젊은 연령에서 발생하여 콩팥 기능을 악화시키는 병으로 말기콩팥병의 원인이 되는 질환입니다.

혈액투석을 시작하게 되었습니다

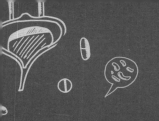

Part 6

혈액투석의
실전 2

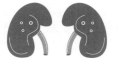

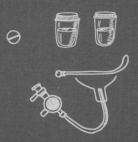

혈액투석을 하는데
크레아티닌이 더 올랐다고요?

———— ◆ ————

혈액투석을 시작하고 퇴원을 하여 원래 다니던 병원으로 옮겨 오게 된 김과식 씨는 정기 검사 결과에 대한 설명을 듣게 된다. 대학병원에 입원했을 당시에는 입원한 지 얼마 되지 않았고, 콩팥 기능이 나빠졌을 때 어떤 검사에 대한 설명을 들어야 하는지도 잘 몰랐다. 하지만 이제는 어느 정도 검사 결과에 대해 이해하게 된 김씨는 설명을 듣다가 한 가지 의문을 품게 된다.

단호박 저희 병원으로 오시고, 처음으로 하는 정기 검사
　　　　결과가 나왔네요.

김씨　　결과가 어떤가요?

단호박 혈색소 수치는 10.2 g/dℓ로 괜찮아요. 조혈제는 지
　　　　난번 병원에서 맞던 용량을 참고해서 조절해 드릴
　　　　게요. 중요한 전해질이 칼륨하고 인인데요. 칼륨은
　　　　5.8 mEq/L, 인도 5.8 ㎎/dℓ로 둘 다 수치가 똑같

이 나왔네요. 정상 범위는 두 가지 다 5.5 ㎎/㎗ 이하가 좋겠습니다. 칼륨은 5.0 mEq/L 이하가 더 안전한 범위이고요.

김씨 　아까 간호사가 크레아티닌이 많이 높다고 하던데 그건 어떻게 된거죠? 혈액투석을 받는데 수치가 올라가나요? 대학병원에서는 4.8 ㎎/㎗까지 떨어졌다고 하던데, 여기서는 수치가 6.8 ㎎/㎗이 나왔대요. 투석이 잘 안 되고 있는 거 아닌가요?

단호박 　네, 크레아티닌 수치 때문에 걱정이신가 봐요. 지금 혈액투석 치료를 하고 있는 이유가 뭐라고 생각하시나요?

김씨 　콩팥에 대한 치료 아닌가요?

단호박 　몸에 있는 수분을 제거하거나 노폐물을 충분히 걸러 낼 만큼 콩팥 기능이 충분하질 않아서 혈액투석을 받고 있죠? 투석을 받는다고 해서 콩팥 기능이 좋아지는 게 아닌 건 아시죠?

김씨 　혈액투석을 받으면 치료되는 거 아닌가요?

단호박 　말기콩팥병이란 만성콩팥병이 진행되어서 콩팥 기능이 회복될 수 없는 상태를 가리킵니다. 그래서 혈액투석기계를 통해 콩팥의 기능을 대신해 주고 있는 중이죠. 투석을 받아도 콩팥 기능이 회복되는 것이 아니라는 사실을 아셔야 합니다. 만성콩팥병은 정상으로 돌아갈 수 없는 상태입니다. 혈액요소질소(BUN)와 크레아티닌은 콩팥 기능을 대변하는 수치입니다. 혈액투석을 받고 나면 노폐물이 걸러지면서 이 두 수치는 떨어지죠. 하지만 다시 식사를 하고 시간이 지나게 되면 다음 혈액투석 전까지 수치가 계속 올라갑니다. 올라갔다 내려갔다를 반복하게 됩니다. 정기 검사를 하는 때는 보통 주말에 쉬고 2일분의 노폐물이 쌓인 때입니다. 그때는 크레아티닌 수치가 높을 수밖에 없어요.

김씨 아니, 그럼 수치가 안 떨어진다는 거네요. 그런데 지난번보다 왜 더 올라가나요?

단호박 처음 투석을 시작했을 때는 크레아티닌이 많이 높잖아요? 투석을 하고 나면 떨어지고요. 크레아티닌은 콩팥 기능과 연관이 가장 많지만 영양 상태와 근육량을 대변하는 수치입니다. 음식을 먹고 영양이 보충되면 수치가 올라갑니다. 콩팥이 제 기능을 못해서 투석 치료를 받는 것이니 검사할 때는 올라가 있는 게 맞습니다.

혈액투석을 시작하게 되었습니다

혈액투석을 하면 크레아티닌이 정상까지 떨어지지는 않습니다. 개인차가 크지만 일반적으로 말기콩팥병이 진행된 경우 혈액투석전에 측정을 하면 7-8 ㎎/㎗ 이상이 나오기도 하고, 심지어는 10 ㎎/㎗ 이상, 15 ㎎/㎗ 이상으로 상승해 있기도 합니다. 혈액투석이 끝났을 때 측정하면 개인차가 있지만 2-3 ㎎/㎗로 많이 낮게 나올 수도 있습니다. 혈액투석을 받기 전에 측정한 크레아티닌이 높은 것은 영양상태가 좋음을 의미하기도 합니다. 크레아티닌이 조금 상승해 있는 경우는 영양 섭취가 충분하지 않거나, 근육량이 아주 적은 경우일 수도 있기 때문입니다.

말기콩팥병은 만성으로 콩팥 기능이 나빠져 회복할 수 없이 진행된 상태를 의미합니다. 그러므로 투석치료를 시작한 후 콩팥기능이 회복되는 것을 기대할 수는 없습니다. 콩팥 기능을 회복하는 방법은 신장을 이식받는 방법뿐입니다.

가끔은 혈액투석을 받다가 중지했다는 분들도 있습니다. 혈액투석을 중지할 수 있는 경우는 비가역적으로 콩팥기능이 나빠진 경우가 아닌 급성신손상(acute kidney injury)인 경우입니다.

급성신손상은 탈수, 출혈, 저혈압, 심부전, 감염, 약물,

혈관염, 급성사구체신염, 폐쇄성요로질환 등의 원인에 의해 갑자기 콩팥 기능이 나빠진 경우입니다. 급성신손상의 경우는 콩팥 기능이 수시간에서 수일에 걸쳐 급격하게 나빠졌다가 회복될 수 있는 상태를 의미합니다. 하지만 일부에서는 완전히 회복하지 못하고 만성콩팥병으로 진행되기도 합니다. 투석을 받다가 중지할 수 없는 비가역적으로 나빠진 말기콩팥병과는 다른 경우입니다.

혈액투석을 시작하게 되었습니다

신장내과전문의,
투석전문의가 뭔가요?

———— ◆ ————

단호한내과에서 다시 만나게 된 나건강 씨와 김과식 씨는
혈액투석을 전문으로 하는 병원이 전국에 아주 많이 있다
는 것을 보고 놀라게 된다. 같이 스마트폰으로 대한신장학
회에 접속하여 전국 인공신장실 목록을 보다가 투석전문의
가 있는 병원이 있고 없는 병원이 있다는 것을 알게 된다.

김씨   음, 이 병원은 투석전문의가 있는 병원이 맞나 봐요.

나씨   네, 설명도 알기 쉽게 해 주고 관리도 잘되고 있는
       것 같네요.

김씨   다른 병원에 가 본 적은 없죠? 성실대학교병원하고
       여기 말고는요?

나씨   네, 그렇죠. 투석을 하는 병원이 이렇게 많은 줄
       몰랐어요. 거의 지하철역마다 있는 것 같은데요?

김씨   투석전문의라면 뭐 다른 게 있나 모르겠네요.

나씨   자격증 걸려 있는 걸 보니 신장내과전문의라고 되

어 있고, 또 투석전문의라고도 되어 있네요. 전문의라는 이름이 붙어 있으니 다른 게 있기는 할 것 같은데요.

신장내과분과전문의는 내과전문의로서 지정 수련병원에서 소정의 내과분과전문의 수련 과정 1년 이상을 수료하고 1년 동안 실무에 종사한 경우 취득할 수 있는 자격입니다. 의과대학을 졸업하여 의사 국가고시에 합격하면 의료 행위를 할 수 있는 의사가 됩니다. 전문과목인 내과를 선택하여 전공의 과정을 거쳐 내과전문의가 된 후, 다시 신장내과에서 1년 이상 수련을 받은 경우 자격시험에 응시할 수 있는 자격이 생깁니다. 신장내과분과전문의는 대한내과학회에서 자격을 인정해 주고 있습니다.

이와 함께 대한신장학회에서 시행하는 투석전문의제도가 있습니다. 역시 신장내과에서 전임의로 1년 이상 수련을 받은 경우 대한신장학회에서 인정해 주는 제도입니다.

혈액투석실을 선택할 때에는 신장내과분과전분의나 투석전문의가 있는지를 알아보는 것이 좋은 방법입니다. 2020년 발표된 건강보험심사평가원 6차 혈액투석 적정성 평가 결과 보고에 따르면, 839기관 중 약 75%의 의료기관에 투석전문의가 있다고 합니다. 혈액투석을 전문으로 하는 의사의 비율 현황은 의료기관별로 다른데, 상급종합병원은 99.2%, 종합병원은 86.4%, 의원은 79.8%, 병원은 52.3%, 요양병원은 39.7%입니다.

혈액투석, 만성콩팥병은 내과전문의라도 잘 모르는 분야가 있는 특수 분야입니다. 혈액투석실에서 일어나는 각종 합병증, 투약 관리, 감염 관리, 수질 관리 문제 등은 일반 수련만 가지고는 다루기가 어려운 일들이 많습니다. 검증된 신장내과분과전문의, 투석전문의가 상주하는 병원이 관리가 잘되는 기본 요건을 갖춘 병원이라 할 수 있습니다.

혈액투석을 받다가
쥐가 났어요

—— ◆ ——

나씨는 혈액투석을 시작한 후 부기도 많이 빠지고 입맛도 많이 좋아져 식사도 잘하게 되었다. 그런데 집에서 자던 도중 다리에 자꾸 쥐가 나고 불편한 증상이 나타난다. 최근에는 혈액투석 중 저혈압이 생겨 혈압약의 용량도 줄이고 용법도 저녁으로 조절을 받았다. 그러나, 오늘은 혈액투석을 받는 도중 다리에 쥐가 나게 된다.

나씨   여기 좀 봐 주세요. 다리에 쥐가 나서 아파요.
간호사   네, 바로 봐 드릴게요.

간호사가 혈액투석 기계를 조작하고 수액을 주사하자 조금씩 통증이 줄어들었다.

나씨   이제 조금 덜한 것 같아요. 이게 왜 이러는 거죠?
간호사   혈관에서 수분이 많이 빠져나와서 그래요. 근육으로 가는 혈류가 줄어서 쥐가 난다고 알려져 있어요.

단호박 무슨 일인가요? 쥐가 났나 봐요? 어떠세요? 좀 나아진 건가요?

나씨 지금은 좀 낫네요. 아직도 좀 아프긴 해요.

단호박 네, 혈액투석을 하면서 수분 제거를 많이 하게 되면 근육에 쥐가 날 수 있습니다. 수분이 제거되는 양이 많을수록 비례해서 생기거든요. 오늘 수분 제거량이 거의 3.5 kg 정도 되니까 쥐가 났나 봐요. 수분 제거를 좀 덜하고 끝내야겠어요. 다음 투석 전에 수분 섭취량을 줄여서 체중을 최소한으로 늘려 오시는 게 좋겠습니다. 다시 이렇게 수분을 한꺼번에 많이 제거하려고 하다 보면 쥐가 나는 일은 또 발생할 수 있습니다.

혈액투석 중 저혈압도 생기고 다리에 쥐가 나는 분들이 흔합니다. 개인차가 있을 수는 있지만, 본인 체중의 6% (예: 60 kg인 경우 투석 중 수분 제거 3.6 kg)를 투석으로 제거하게 되면 쥐가 날 확률이 매우 높다는 보고도 있습니다. 쥐가 나지 않게 하려면 투석을 받고 다음 투석을 받을 때까지 체중 증가를 최소한으로 하는 것입니다. 그렇게 하려면 수분 섭취를 최소한으로 해야 합니다. 물을 마셔야 소변이 나온다고 생각하는 분들이 많습니다. 남아 있는 콩팥 기능이 있는 경우 일부 소변이 생성될 수 있지만, 양이 불규칙하고 소변이 안 만들어져 수분 배출이 안 될 수도 있습니다.

말기콩팥병까지 진행하여 혈액투석을 받게 되면 콩팥의 수분 배출 기능은 거의 소실되었다고 볼 수 있습니다. 많이 손상된 콩팥 기능을 믿고 수분을 많이 섭취하여 소변이 만들어지기를 기대하는 것은 매우 위험합니다. 만일 과다하게 섭취한 수분이 소변으로 배출되지 않는다면 바로 혈액 순환량 증가로 이어지게 됩니다. 결국 이 수분이 폐에 쌓여 폐부종이 발생하고 급성호흡부전이 생길 수 있습니다. 말기콩팥병 환자가 응급실을 찾게 되는 원인은 과다한 수분에 의한 폐부종이나 전해질 불균형이 생긴 경우가 대부분입니다.

수분을 적게 섭취하는 방법으로는 약을 먹을 때를 제외하고 물은 되도록이면 마시지 않는 게 좋습니다. 수분을 많이 섭취하게 되면 혈액투석으로 짧은 시간에 다시 혈액 속에 있는 수분을 제거하는 방법밖에 없습니다. 혈압이 떨어지고 쥐가 나고 혈액투석이 힘들어지는 이유입니다. 싱겁게 먹으면 수분 섭취도 줄일 수 있습니다.

혈액투석을 시작하게 되었습니다

혈액투석을 받다 보면 체중을 다 못 빼게 되는 경우가 종
종 생길 수 있습니다. 혈액투석은 살을 빼 주는 시술이 아
닙니다. 콩팥 기능이 약해져 완전히 제거할 수 없는 남아
있는 수분을 제거해 주는 치료입니다. 지속적으로 체중이
많이 늘어 오고, 쥐가 나거나 투석이 끝나고 나서 어지럽고
기운을 못 차리게 되면 수분을 완전히 제거할 수가 없습니
다. 투석병원에서는 수분을 완전히 제거해 드리고 안전하
게 투석을 완료해 드리는 것이 목표입니다. 두 가지가 균형
을 이루려면 수분 섭취를 줄여 최소한의 수분을 제거해야
합니다. 합병증 없이 투석을 받는 방법입니다.

건체중이
뭔가요?

—— ◆ ——

최근 혈압도 떨어지고 혈액투석을 받다가 쥐가 나서 심하게 아팠던 나씨는 투석이 끝난 후에도 계속 기운이 없는 증상이 생긴다. 투석 치료를 받기가 많이 힘들다고 생각하던 나씨는 다음 날 다시 혈액투석실을 방문했다.

단호박　지난번에 다리에 쥐가 나서 체중을 다 못 맞추고
　　　　가셨죠? 좀 어땠나요?

나씨　　네, 좀 낫기는 했지만 그래도 기운이 없긴 했어요.
　　　　요즘 입맛도 좀 좋아지고 식사를 잘하기는 하네요.
　　　　투석 시작하고 좀 나아진 것 같은데. 어쨌든, 물도
　　　　좀 덜 마시고 열심히 노력하기는 했는데 체중이 많
　　　　이 늘었나 봐요. 오늘도 3 kg 이상 빼야 하네요.

단호박　수분 증가가 아니라 투석을 받으면서 안정이 되어
　　　　식사량이 늘어 실제로 살이 찐 걸로 보이네요. 지난
　　　　번에도 거의 1 kg을 건체중에 도달을 못했는데도 기

　　　　　　혈액투석을 시작하게 되었습니다

운이 없고 힘이 빠진 걸 보면 체중이 늘어난 게 맞아요. 건체중을 좀 더 올려 드릴게요. 67 kg 정도 맞춰 보고 그래도 힘이 드는지 확인해 보겠습니다.

나씨 체중을 이렇게 막 올려도 되나요? 괜히 처음 투석 시작할 때 숨차고 부었던 게 생각나서 걱정되네요.

단호박 혈액투석을 다 받고 나면 몸에 있는 수분이 적절히 다 제거되어야 하는데, 너무 많이 남기게 되면 숨이 차거나 많이 붓거나 할 수 있습니다. 반대로 체중을 가볍게 하고 싶다고 하는 분들도 있어요. 몸에는 꼭 필요한 혈액 순환량이 있는데 그보다 많이 제거하게 되면 기운이 없고 어지러워지거든요. 몸무게는 계속 변할 수 있습니다. 상황에 따라 살이 찌거나 빠질 수 있잖아요. 그에 따라 건체중은 계속 변할 수 있습니다. 병원에 오시면 항상 상의를 하고 조절해야 합니다.

'건체중'이란 체내 순환량이 많거나 적지 않게 투석 후의 몸무게를 서서히 줄여, 혈액투석 후 견딜 수 있는 가장 낮은 몸무게를 말합니다. 혈액투석을 받다 보면 건체중이란 이야기를 많이 듣게 됩니다. 몸이 붓는 정도, 혈압이 떨어지지 않는지, 혈압이 다시 상승하는지 등 혈액 순환량을 대변할 수 있는 징후들은 많이 있지만 복합적이어서 정확히 알아내는 것은 쉽지 않습니다. 가장 기본적인 흉부방사선 검사로 심장의 크기를 3개월에 한 번씩 반드시 측정하고 있습니다.

의료진과 항상 대화를 하여 항상 건체중을 잘 찾고 맞출 수 있도록 노력해야 합니다. 과다한 수분 섭취에는 과다한 수분 제거가 뒤따르게 되고, 투석 중 저혈압, 투석 후 어지러움증 등 여러 가지 부작용이 생길 수 있으니 수분 섭취는 항상 주의해야 합니다.

혈액투석을 시작하게 되었습니다

혈액투석 받을 때,
식사를 하면 안 되나요?

———◆———

건체중을 올리고 많이 안정된 나씨, 혈압약의 용량도 줄이고 용법도 바꾼 뒤로는 투석 중 저혈압은 거의 발생하지 않는다. 그런데 대학병원에서 퇴원을 하여 나씨의 옆자리에서 투석을 받던 김과식 씨는 아직도 혈압이 자꾸 떨어지고 불편한 증상이 지속된다. 나씨처럼 체중을 좀 올리면 나아질 것 같았는데….

단호박 　안녕하세요? 요즘은 식사는 잘 하시나요?

김씨 　네, 이제 식사도 좀 잘하고 그래요. 입맛도 많이 좋아졌고요.

단호박 　아직 다리는 좀 부어 있어서요. 건체중을 조금 더 줄이면 더 나아질 것 같아요.

김씨 　아, 투석 치료 끝나면 아직은 온몸에 기운이 쭉 빠진 듯한 느낌이 들긴 해요. 아직도 더 줄여야 하나 봐요.

단호박 부기를 완전히 제거해 드려야 좀 더 여유가 생기실 겁니다.

김씨 투석할 때 배가 고파서요. 밥을 중간에 먹었으면 하는데….

단호박 식사를 하시면 투석 중 혈압이 더 떨어질 겁니다. 식사를 하면 장으로 가는 혈관이 확장되면서 혈압이 더 떨어질 수 있어요. 혈관 확장 효과가 거의 2시간 정도 지속되거든요. 지금도 혈압이 낮은 편이라 투석 전에도 음식물을 안 드시는 게 좋겠어요.

'혈액투석 중 저혈압'은 혈액투석 치료를 받는 환자들의 가장 흔한 합병증입니다. 많은 환자들이 혈액투석 중 저혈압으로 불편함을 호소하고 있습니다. 혈액투석 중 저혈압이 생겼을 때는, 투석액의 온도를 낮추고, 투석 혈류량을 줄이고, 혈압강하제를 중지하거나 용법을 바꾸는 방법 등이 있습니다. 심한 경우에는 경구 혈관수축제를 사용하여 혈압을 올리고 혈액투석을 하기도 합니다.

투석 중 음식물을 섭취하면 음식물의 노폐물이 투석으로 빠져나가는 효과가 있다고 생각하여 식사를 하려는 분들이 많습니다. 그러나, 그보다는 위장관 혈관의 확장으로 혈압이 떨어지는 부작용이 더 심합니다. 따라서 혈액투석 중 음식물 섭취는 되도록 피하는 것이 좋습니다.

투석효율도가
뭔가요?

— ◆ —

    나건강 씨는 이제 혈액투석을 받은 지 3개월이 넘었다. 혈액투석 정기 검사는 3개월, 6개월에 항목이 좀 더 추가되는 것이 있다고 알게 되었는데, 이번 달에는 정기 검사로 여러 가지 항목이 추가되어 있었다. 검사 결과에 대해 설명을 듣게 된 나씨.

단호박 이번 달에도 혈색소 수치는 안정적이라 10.5 g/㎗ 가 나왔어요. 조혈제 주사는 적절히 용량을 맞춰서 놔 드릴게요. 흉부방사선 검사에서도 심장의 크기는 괜찮고, 폐에도 특별한 이상은 없어 보이네요. 이번 달에 투석효율도 검사가 나왔네요.

나씨 투석효율도요? 그게 뭔가요?

단호박 혈액투석을 하면 노폐물이 제거되는데, 노폐물을 얼마나 효율적으로 제거해 내는지를 알아보는 검사입니다. 혈액요소질소가 혈액투석 전후에 얼마나 떨어졌는지 계산해 보면 노폐물의 제거 정도를 추정해 볼 수 있습니다. 요소제거율(Urea reduction ratio)이라 하여 65% 이상이 최소 제거율이고, 적절한 정도는 70%입니다. 좀 복잡한 것으로는 Kt/V라는 것을 사용합니다. 1.2가 최소, 1.4가 적절한 제거율입니다. 3개월에 1회씩 측정하고 있어요.

나씨 그게 높을수록 좋은 건가요? 저는 얼마나 되죠?

단호박 이번 검사에서는 Kt/V가 1.45가 나와서 노폐물 제거율은 좋습니다. 투석효율도는 장기간의 생존율과 연관이 있습니다. 지금은 안정적이에요. 어디 보자, 김과식 님은 수치가 1.14로 조금 낮게 나왔네요.

김씨 응? 저는 낮아요? 왜 그래요?

단호박 투석 효율도는 체구와도 관련이 있습니다. 여러 가지 요인들이 복잡하게 얽혀 있지만 대표적으로는 시간이 가장 중요합니다. 그 밖에도 투석막의 효율도, 혈류 속도, 투석액의 속도 등이 있습니다. 김과식 님은 다음 달에 다시 한번 측정해 보겠습니다. 바로잡을 수 있는 부분이 있는지 한번 살펴볼게요.

투석효율도는 장기생존율과 관련이 있습니다. 혈액투석을 받게 되면 노폐물이 적절히 걸러져야 장기생존율이 좋다고 알려져 있습니다. 체구가 크고 체중이 많이 나가는 경우에는 투석효율도가 낮게 나올 수 있습니다.

투석효율도를 개선하는 방법에는 투석막을 고효율 투석막으로 변경하거나, 투석 시 동정맥루에서 뽑아 가는 혈류량을 올리는 방법이 있습니다. 또한 투석막을 통해 흘러가는 투석액의 속도를 올리는 방법도 있습니다. 이러한 방법으로도 개선되지 않을 때는 혈액투석 시간을 늘리는 수밖에 없는 경우가 많습니다. 기본적으로 4시간을 시행하지만 이보다 늘려 4시간 반까지, 충분한 시간 동안 혈액투석을 받아야 효율이 나올 수도 있습니다.

혈액투석을 시작하게 되었습니다

저는 바빠서
혈액투석을 일주일에 2번만 하고 싶어요

혈액투석을 시작한 분들 중, 상급종합병원에서 일주일에 2회 혈액투석을 받다가 개인의원으로 옮겨 오는 분들이 있습니다. 이런 경우, 개인의원에서는 곤란을 겪는 경우가 많습니다. 왜냐하면, 상급종합병원에서 주 2회만해도 된다는 혈액투석을, 개인병원에서 주 3회 해야 된다고 말씀을 드리면 잘 설득되지 않는 경우가 있기 때문입니다. '난 아닌 것 같다. 대학병원에 가서 교수님한테 여쭤보겠다.'고 말씀을 하시기도 합니다.

처음 혈액투석을 시작할 당시에는 콩팥 기능이 어느 정도 남아 있어 아직 노폐물을 걸러 주거나, 수분을 배출하는 역할을 해 주는 경우가 있을 수 있습니다. 잔여신기능(residual renal function)이 많이 있는 경우에는 혈액투석을 적게 하거나 짧게 하는 것이 가능할 수 있습니다. 하지만 시간이 지나면서 잔여신기능이 점점 줄어드는 것은 자연스러운 현상입니다. 이러한 경우에는 일주일에 3회 혈액투석을 받는 것이 맞습니다.

혈액투석을 일주일에 2회만 받는 경우를 실제로 예를 들어 보겠습니다. 혈액투석을 받는 요일을 정해야 하니, 월요일과 목요일에 받는 것으로 가정해 보겠습니다. 월요일에 혈액투석이 끝나면 목요일까지 3일 간격, 목요일에 혈액투석이 끝나면 월요일까지 4일 간격이 생깁니다. 혈액투석 횟수를 2회로 줄이면, 3일이나 4일 동안 노폐물과 수분이 쌓여 몸에 많은 부담을 주게 됩니다. 몸에 노폐물이 오래 머물면서 우리 몸 안의 세포들에 나쁜 영향을 줍니다. 또한, 3-4일간 음식물을 섭취함에 따라, 칼륨이 많이 올라가거나 산성도가 올라가 문제를 일으킬 수 있습니다.

혈액투석을 받을 때도 문제입니다. 한꺼번에 3-4일 동안 쌓인 노폐물과 수분을 제거해야 합니다. 이는 몸에 급속도로 많은 변화를 주게 됩니다. 많이 산성화되었다가 갑자기 정상이 되고, 노폐물들도 급속도로 제거되면서 몸에 부담을 줄 수밖에 없습니다. 일주일에 3회 혈액투석을 받는 분들도 주말에 3일 간격이 생기게 되면, 심혈관계에 부담을

혈액투석을 시작하게 되었습니다

주게 되어 사망률이 높아진다는 보고도 있었습니다.

일주일에 3회를 받는 분들도 3일 쉬는 동안 심혈관계에 부담이 되는데, 일주일에 2회 혈액투석을 받으면 당연히 결과가 좋을 수 없습니다. 의료기관이 멀리 떨어져 있는 미국의 경우, 가정에 기계를 두고 거의 매일 혈액투석을 하는 경우도 있습니다. 혈액투석을 일주일에 3회 받는 것보다도 사망률이 낮고, 삶의 질을 개선시켰다고 합니다.

혈액투석실에서 일주일에 3회 투석을 하자고 하는 이유는, 환자에게 꼭 필요한 최소한의 투석 횟수이기 때문입니다. 적절한 음식 섭취를 하여 영양 상태를 유지하기 위해서는 적절한 시간에 노폐물을 걸러 내야 합니다. 3-4일분을 모아서 거르게 된다면 적절한 영양을 섭취하기가 매우 곤란해질 수밖에 없습니다. 아무리 주의를 한다고 해도 칼륨이 들어간 음식을 먹지 않을 수 없습니다. 4일간 늘어난 수분에 의해 심장과 혈관에 부담을 주는 것도 피할 수 없는 일입니다. 앞으로 의학이 발전하여 일주일에 1-2회만 혈액투석을 할 수 있는 방법이 나왔으면 하는 것이 의료진들도 바라는 일입니다.

동정맥루에
맥박이 없다고요?

———◆———

어느 정도 혈액투석이 익숙해진 나씨는 요즘은 혈액투석을 한 날도 운동도 좀 할 수 있게 되었고 활동도 가능해졌다. 오늘도 아침 일찍 혈액투석을 받기 위해 집을 나선 나씨는 빨리 투석을 받기 위해 병원에 들어선다. 아직 온기도 없는 찬 투석실에서 체중을 재고 침대에 눕게 되는데….

간호사 어? 수선생님. 여기 좀 봐 주세요. 나건강 님 동정맥루가 맥박이 안 잡히네요.

수간호사 어, 그래요. 금방 갈게요.

수간호사가 와서 동정맥루에 청진을 해 본다.

수간호사 동정맥루가 막힌 것 같아요. 맥박이 전혀 잡히지 않네요. 어제는 혹시 잘 모르셨나요?

나씨 네, 전혀 몰랐는데. 이럴 수도 있나 봐요?

혈액투석을 시작하게 되었습니다

수간호사 네, 가끔씩 동정맥루가 막히는 일이 생기기도 해
요. 먼저 원장님한테 연락해 보고, 시술을 받을 수
있는 병원이 있는지 알아봐 드릴게요.

나씨 어떻게 해야 하나요? 원래 다니던 성실대학교병원
으로 가야 하나요?

수간호사 원래 다니시던 병원 응급실로 가시면, 혈관조영술
을 받을 수 있기는 해요. 하지만 대학병원 응급실
이 워낙 혼잡하고 중한 환자들이 많아서 좀 시간이
지체될 수도 있거든요. 요즘은 혈관조영술을 전문
으로 하는 병원들도 있어서 그쪽에 시술이 가능한
지 알아봐 드릴게요. 아무래도 좀 더 빨리 조치를
받을 가능성이 높으니까요.

나씨 네.

동정맥루는 혈액투석을 받는 환자들의 생명줄과도 같습
니다. 막히게 되면 혈액투석을 받을 수 없게 됩니다. 만약,
동정맥루가 제 기능을 못하게 되면 다른 팔에 수술을 받거
나 목 부위에 혈액투석도관삽입술을 받아야 하기 때문입니
다. 평균적으로는 1년에 2회 정도 동정맥루가 막힐 수 있다
고 합니다. 재개통을 하기 위해서는, 혈관조영술을 시행하

여 좁아진 부위를 찾아 풍선으로 넓혀 주거나 직접 혈전을 제거하는 시술을 하게 됩니다.

　동정맥루가 좁아진 경우, 충분한 혈류가 나오지 않거나, 정맥압이 올라가거나, 지혈이 잘 되지 않는 등 다양한 이상이 생길 수 있습니다. 이렇게 이상이 있는 경우에는 빨리 혈관 치료를 전문으로 하는 병원을 찾아 동정맥루에 이상이 있는지 검사를 받아야 합니다. 정기적인 검사로 동정맥루 초음파, 동정맥루의 압력 측정 등이 있습니다. 항상 동정맥루 부위가 눌리지 않게 주의하고, 그 부위가 조이지 않는 옷을 입는 것이 좋습니다.

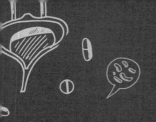

Part 7

투석 환자의
지원제도

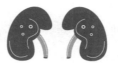

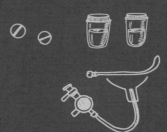

혈액투석을 받으면
비용이 얼마나 나오나요?

———— ◆ ————

  나씨는 병원비를 계산하기 위해 혈액투석이 끝나고 원무
과를 찾게 된다. 종합병원에 입원했을 때는 아들이 다 계산
해 버려서 얼마가 나온지도 모르는 상태였다. 지난달까지도
아내가 계산을 해서 나씨는 비용이 많이 나올지 걱정됐다.

나씨   이번에 병원비가 얼마나 나왔나요?

원무직원 네, 지난달 혈액투석 한 비용이죠? 잠시만요. 21
      만 3,800원이네요.

나씨   아, 네. 생각보다 덜 나온 것 같은데요. 지난달에
      3개월 검사라고 뭐 많이 한 것 같던데….

원무직원 혈액투석 치료를 받게 되면 산정특례환자로 등록
      되거든요. 그렇게 되면 건강보험이 적용되는 의료
      비는 본인부담률이 10%입니다. 개인의원 외래진
      료 때는 원래 본인부담률이 30%이거든요. 이를테
      면 감기로 재진을 하면 대략 1만 원 정도 나오는데

혈액투석을 시작하게 되었습니다

그중 3천 원은 본인이 내고, 7천 원 정도는 건강보
험공단에서 건강보험료를 걷은 걸로 내는 겁니다.
하지만, 혈액투석을 받는 분들은 의료비가 많이 나
올 수 있잖아요. 지속적으로 병원비가 많이 발생하
니 10%만 본인이 부담하게 해 드리는 제도입니다.

나씨   아, 그런 게 있었나 보네요. 그러면, 제가 산정특
례를 따로 등록해야 하는 건가요?

원무직원 제가 찾아보니 혈액투석을 시작할 때에 담당 선생
님이 산정특례등록신청서를 작성했어요. 이미 국
민건강보험공단에 전산으로 등록되어 있습니다.

나씨   그럼 된 거네요.

의원에서 일반적인 진료를 받은 경우 본임부담률은 30%
이지만, 희귀난치성질환을 진단받고 이에 대해 진료를 받
은 경우에는 10%만 부담하게 되는 건강보험 '산정특례제도'
가 있습니다. 지속적으로 많은 치료비가 드는 희귀난치성
질환이 있는 분들의 본인부담금을 경감해 드리기 위한 제
도입니다.

간혹 혈액투석을 시작하더라도, 산정특례등록이 누락된
경우가 있습니다. 의료비 경감 혜택을 받으시려면 투석 치

료를 시작한 병원에 알아보시면 됩니다. 확진 후 30일 이내에 등록하면 되고, 확진일로부터 5년간 유지됩니다. 단, 혈액투석을 받는 환자는 혈액투석을 받은 당일에만 산정특례가 적용됩니다. 가령, 혈액투석을 받지 않는 날, 감기 등의 진료를 받게 되면 산정특례적용을 받을 수 없습니다. 역시 투석을 받지 않는 날, 동정맥루가 막혀서 시술을 받는 경우에도 산정특례적용을 받을 수 없습니다. 동정맥루시술 같은 경우에는 비용이 많이 나오기 때문에 산정특례를 적용받지 않으면 큰 비용을 부담해야 하는 경우가 있습니다.

본인부담률이 10%가 되려면 당일 꼭 혈액투석을 받아야 합니다. 그리고 혈액투석을 받았다는 진료확인서를 내야 산정특례를 적용받을 수 있습니다. 급하게 시술을 받은 환자가 혈액투석까지 당일에 받아야 하니 부담이 될 수도 있는 것이 현실입니다.

혈액투석을 시작하게 되었습니다

알기 쉬운 의학 지식 8

건강보험제도,
심사평가원이 뭐죠?

우리나라는 세계의 많은 나라들이 부러워하는 전 국민 건강보험을 갖고 있는 국가입니다. 건강보험이란 평소에 소득의 일부를 조금씩 거둬 기금을 마련하여, 몸이 아플 때 의료서비스를 적은 금액으로 제공받기 위한 사회보험의 일종입니다.

건강보험은 가입 형태에 따라 두 가지로 나뉘는데, 직장이 있는 직장가입자, 그 외의 경우를 지역가입자라고 합니다. 직장가입자는 급여소득에서 미리 건강보험료를 징수하고, 지역가입자는 집으로 발송된 고지서에 따라 건강보험료를 직접 납부해야 합니다. 1963년 의료보험법이 제정된 이후, 1989년 전 국민이 의료보험을 적용받게 되었습니다. '의료보험'으로 불리다가 2000년 7월 '건강보험'으로 명칭이 바뀌었습니다.

입원을 하게 되면 건강보험이 적용되는 급여비용의 20%를 본인이 부담하게 됩니다. 입원이 아닌, 외래진료를 받게 되는 경우는 본인부담률 계산이 좀 더 복잡해집니다. 먼저 의료기관의 종류를 알아야 합니다.

의료기관은 입원 병상 수, 갖추고 있는 과, 병원의 시설, 중한 환자의 비율 등 복잡한 기준에 의해 의원, 병원, 종합병원, 상급종합병원으로 나뉩니다. 일반적으로 길에서 지나가다가 쉽게 만날 수 있는 '동네병원'은 '의원'이라고 합니다. 의원의 기준은 입원 병상이 30병상 미만인 의료기관입니다.

그러면, 의료기관에서 발생한 총진료비가 2만 원이라고 가정하고 계산을 해 보겠습니다. 이럴 경우, 본인부담률은 의원 30%로 6천 원, 병원 40%로 8천 원, 종합병원 50%로 1만 원이 됩니다. 나머지 금액은 의료기관이 '심사평가원'에 청구하여 받게 됩니다.

심사평가원은 의료기관에서 청구한 진료비의 청구, 심사평가업무를 맡는 곳입니다. 의료기관이 본인부담금을 제외한 금액을 심사평가원에 청구하면 의료비를 심사한 후 건강보험료에서 지급하게 됩니다.

혈액투석을 시작하게 되었습니다

의료비는 급여와 비급여로 나눌 수 있습니다. 건강보험에서 보장하고 있는 질병, 부상, 출산에 대해 꼭 필요한 치료를 하는 것을 급여라고 합니다. 비급여란 건강보험이 적용되지 않는 의료비로 환자 본인이 100% 부담해야 하는 치료비를 말합니다. 건강보험에서는 희귀질환, 난치성질환, 암환자 등에 본인부담금을 줄여 주는 제도를 시행하고 있습니다. 희귀질환, 난치성질환은 본인부담률이 10%입니다. 암환자는 암에 대한 진료를 받게 되면 본인부담률은 5%입니다. 암환자의 경우, 20만 원의 의료비가 발생하더라도 1만 원만 부담하면 그에 해당하는 의료서비스를 받을 수 있는 것입니다. 19만 원은 우리가 낸 건강보험료에서 심사평가원을 통해 의료기관에 지급하게 됩니다.

그럼 혈액투석을 받는 환자의 경우도 계산해 볼까요? 혈액투석을 받는 환자는 난치성질환으로 분류되어 혈액투석을 받은 날에는 진료비의 10%만 본인이 부담하면 됩니다. 혈액투석을 일주일에 3회씩 받게 되면, 1개월간 12−14회 받게 됩니다. 약 2백만 원의 의료비가 발생하고 본인부담률이 10%이니 한 달에 20만 원 전후가 나오게 됩니다.

장애인 등록을
하고 싶어요

— ◆ —

혈액투석을 시작한 지 어느덧 3개월이 경과하게 된 김과식 씨는 다른 환자에게 장애인으로 등록할 수 있다는 이야기를 기억하게 된다. 혈액투석을 시작한 날짜가 언제인지 잘 기억이 나지 않았지만, 그래도 3개월은 지난 듯했다. 투석을 시작하고 담당간호사에게 어떻게 해야 하는지 물어보게 된다.

김씨 이제 혈액투석을 시작한 지 3개월이 지난 것 같아요. 장애인 등록이 가능하다고 하던데요.

간호사 네, 원장님께 말씀드릴게요. 차트 기록을 보니까 날짜는 3개월이 지났어요. 가능하겠네요. 서류를 준비해 드릴게요.

잠시 후 혈액투석실 회진 때 담당의를 만나게 된다.

단호박 네, 아까 장애인 등록에 대해 문의하셨죠? 기록을
　　　보니 벌써 3개월이 지났네요. 오늘 장애 심사용 진
　　　단서를 써 드릴게요.

김씨　네, 이걸 어떻게 해야 하는 거죠?

단호박 장애 심사용 진단서와 3개월 혈액투석을 받은 기록
　　　지를 복사해 드릴게요. 거주지 주민센터에 내시면
　　　됩니다. 장애인에 해당하는 혜택이 많이 있을 겁
　　　니다. 장애인 등록할 때 주민센터에서 어떤 혜택이
　　　있는지 여쭤보시면 됩니다.

혈액투석을 받은 지 3개월이 경과하면 중증신장장애에 해
당됩니다. 2019년 7월 이전에는 장애등급을 부여하다가 부
정적 이미지가 강해 경증장애, 중증장애로 중증도만 표시
하고 있습니다. 또한 진단서 명칭도 '장애진단서'에서 '장애
정도 심사용 진단서'로 바뀌었습니다. 혈액투석을 받는 병
원에서 '장애정도 심사용 진단서'와 3개월간 투석 받은 기록
지를 준비하시면 됩니다. 병원을 옮기기 전의 기록은 혈액
투석을 시작한 병원에서 받으시면 됩니다. 신장이식을 받
은 경우에는 경증신장장애입니다. 장애판정은 진료받고 있
는 병원의 내과전문의에게 받을 수 있습니다.

장애인으로 등록된 경우 어떤 혜택이 있는지는 거주지 주민 센터에서 알아보시면 됩니다. 일반적으로 소득공제, 장애인용 LPG 자동차 사용, 통신비 감면, 교통비 감면, 전기요금 할인, 장애인 콜택시 이용시 혜택 등이 있습니다. 장애진단서는 개인정보를 담은 서류로 발급할 때 봉투에 봉인해서 드리게 됩니다. 주민센터에 제출하면 장애인으로 등록을 하고 장애인 카드를 발급해 드립니다. 그 후, 다시 돌려주는 서류입니다.

이밖에도 소득 및 재산이 지원 기준을 만족하는 경우에는 희귀질환자 의료비 지원을 보건소에서 받을 수 있습니다. 희귀질환자 의료비 지원은 본인부담금을 보건소나 지자체에서 부담해 주는 지원 제도입니다.

혈액투석을 시작하게 되었습니다

국민연금을
일찍 수령할 수 있다고요?

———— ◆ ————

장애진단서를 받은 김과식 씨는 혈액투석실에서 52세 이신염 씨를 만나게 된다. 사구체신염이라는 병을 앓고 있다가 혈액투석을 받게 된 이씨는 김씨와 장애진단서에 대한 이야기를 나누게 된다.

이씨   이번에 장애진단서를 받으셨나 봐요.

김씨   네, 투석을 받고 나서 많이 힘들었는데, 장애인으로 등록이 된다고 하니 다행이에요. 혜택도 있다고 하니까요.

이씨   네, 저도 장애인으로 등록을 하면서 국민연금까지 일찍 받게 됐어요.

김씨   아, 국민연금을 일찍 받는다고요?

이씨   장애진단서 받고 주민센터 직원이 안내해 줘서, 국민연금공단에 알아봤더니 병원에서 장애심사용진단서와 소견서를 받아서 내라고 하더라고요. 서류를 냈더니 연금이 나오기 시작했어요.

김씨   그런 것도 있나 보네요. 저도 알아봐야겠어요.

이씨   어르신은 해당자가 아닐 것 같아요. 등록 가능한 경우가 60세 이전인 거 같아요.

김씨   저는 이미 국민연금이 나오고 있는데, 더 받을 수 있지 않나, 모르겠네요.

이씨   국민연금공단에 전화해 보세요.

국민연금 내 장애연금제도란 국민연금 가입 중에 질병으로 인해 신체 장애가 남아 있는 경우 장애가 있는 기간 동안 지급되는 연금입니다. 이미 국민연금을 받고 있는 경우에는 해당되지 않습니다. 국민연금 가입자이며 가입 기간 중 60세 이전 만성콩팥병으로 주 2회 이상 지속적인 투석 치료를 시작한 지 3개월이 경과하거나 신장이식을 받은 지 6개월이 경과한 경우에 해당됩니다. 전국 국민연금공단지사 어디서나 신청 가능합니다. 장애등급, 가입 기간, 가입 기간 중 월평균소득을 고려하여 연금액이 산정됩니다. 혈액투석을 받는 병원에서 국민연금 장애심사용 진단서와 국민연금 신장장애 소견서를 받아서 제출하시면 됩니다.

혈액투석을 시작하게 되었습니다

의료급여가
뭔가요?

— ◆ —

김과식 씨는 혈액투석 비용을 계산하기 위해 원무과를 찾게 된다. 병원비를 계산하기 위해 기다리던 김씨는 먼저 계산하는 환자는 한 달 혈액투석 비용이 몇 천 원밖에 안 나왔다는 얘기를 듣게 된다.

김씨   아니, 저분은 한 달에 비용이 저렇게밖에 안 나오나요?

원무과   네, 저분은 의료급여 수급권자라서 그래요.

김씨   뭐 그런 좋은 제도가 있어요? 저도 그렇게 싸게 나오면 좋겠는데….

원무과   의료급여가 되려면 조건이 여러 가지가 있을 거예요. 소득수준이 하위 몇 % 안에 들어야 가능할 거예요.

김씨   아, 그래요? 저는 해당이 안 되겠네요.

의료급여 수급권자란 생활 유지 능력이 없거나 생활이 어려운 저소득 주민을 대상으로 의료서비스가 필요한 경우 의료 보장을 받을 수 있도록 나라에서 지정한 사람입니다. 혈액투석을 받는 경우에는 노동능력을 상실하여 직업을 가지며 소득을 유지하기가 어려운 경우가 많습니다.

　정액수가제의 취지는 어떤 의료 행위에 소요되는 비용이 얼마인지 건강보험공단이 일정한 절차를 걸쳐 산정한 후, 일정한 금액만 지급하여 의료비가 낭비되지 않게 하는 것입니다. 예를 들면 전국의 자장면 가격은 국수의 양이 다르든, 양파가 많이 들어가든, 임대료가 비싸든 같은 5천 원만 받으라는 것입니다. 대신 5천 원은 중국음식점 주인에게 충분한 수익을 거둘 수 있는 금액으로 산정한 것이니 그 금액 이상은 받지 말라고 국가에서 정한 금액이 됩니다.

　혈액투석을 받는 환자 중 의료급여 수급권자의 경우, 혈액투석 정액수가제가 시행되고 있습니다. 혈액투석 치료를 받은 날에 한해 혈액투석과 관련된 비용은 혈액투석 정액수가제에 의해 2024년 기준, 약 15만 3천 원이 산정됩니다. 이는 혈액투석에 사용된 진찰료, 행위료, 재료대, 혈액검사비용, 경구제와 조혈제 비용 등 혈액투석과 관련된 모든 비용을 평균한 금액으로 건강보험공단에서 산정한 금액입니다. 본인부

　　　　혈액투석을 시작하게 되었습니다

담금은 경우에 따라 없거나 소액이 발생할 수 있습니다.

2018년 8월 이전에는 혈액투석정액수가제에 큰 단점이 있었습니다. 혈액투석을 받는 날, 혈액투석과 관련이 없는 진료를 받아도 그에 관련된 비용을 전혀 지급하지 않았기 때문입니다. 예를 들면, 당뇨병 진료를 받고 인슐린제제를 처방받아도 건강보험에서 정액수가 말고는 지급을 하지 않았습니다. 인슐린 주사제 가격을 의료기관에서 전액 부담을 하고 환자한테 지급을 해야 했었습니다. 그러니 병원에서는 같은 날 처방이 불가능하니 환자를 다음 날 다시 오게 하거나 타병원에 가서 처방을 받으라고 했었습니다. 심지어는 고가의 항암치료를 받는 환자의 항암제 비용을 혈액투석을 받은 날 정액수가제에 해당된다고 하여 지급하지 않았던 사례도 있었습니다.

하지만 2018년 8월 이후부터는 혈액투석에 관련되지 않은 다른 질환에 대한 진료를 하더라도 같은 날, 동일의료기관에서 수가를 책정하는 것이 가능해졌습니다. 혈액투석을 받는 것과는 전혀 관계가 없는 인슐린 주사 처방, 감기, 장염 등 모든 질환에 대해 수가산정이 가능해졌습니다. 의료기관에서도 부담이 없어졌으며, 환자들도 제대로 처방받게 되었습니다.

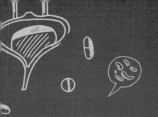

Part 8

혈액투석의
실전 3

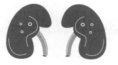

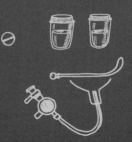

온몸이
가려워요

— ◆ —

투석 치료를 계속 받던 김과식 씨는 최근 계속 온몸이 가려운 증상이 나타났다. 어떤 환자는 인이 높으면 가려워질 수 있다고 한다. 김씨는 최근에는 식사 조절도 잘하고 인흡착제도 꾸준히 복용하여 정기 검사에서 인 수치도 정상 범위라고 하는데 왜 자꾸 가려운지 의문이었다. 또한 투석 치료를 받은 혈관 부위도 자꾸 빨갛게 되면서 피부 발진도 생기고 있었다.

단호박 오늘은 좀 어떠세요? 많이 안정되고 있으신데.

김씨   요즘 가려워 죽겠어요.

단호박 어디가 가려우세요?

김씨   온몸이 다 그래요. 밤새 긁느라 잠을 못 자겠어요. 팔에 지혈한 부위도 많이 가렵네요.

단호박 지난번 검사 결과를 보니 인 수치도 많이 좋아졌고요. 투석 효율도는 조금은 부족하긴 한데. 팔 부

혈액투석을 시작하게 되었습니다

위를 한번 볼까요? (동정맥루 부위 관찰 후) 테이프를 붙인 자국을 따라 빨개진 걸 보니 접촉성 피부염이네요. 그 부위는 스테로이드 연고제를 발라 주면 되겠어요. 온몸이 가려운 건 여러 가지 원인이 있기는 하지만 먼저 건조증을 치료해 볼게요. 매일 샤워하시죠?

김씨 그럼요. 매일 씻고 타월로 비누칠도 하고, 깨끗이 하려고 노력하고 있죠.

단호박 아, 네. 너무 열심히 씻지 마세요.

김씨 네? 가려운데 잘 씻어야 하는 거 아닌가요?

단호박 피부는 항상 분비물로 보호막을 형성하여 건조해지지 않게 스스로 보호하거든요. 비누칠을 열심히 하면 보호막이 없어지고 피부가 많이 건조해질 수 있습니다. 보습 비누를 사용하시고 너무 자주 씻지 않는 것이 좋아요. 너무 뜨거운 물도 안 좋아요. 미지근한 물로 씻어야 합니다. 보습 로션은 쓰시나요?

김씨 로션은 끈적거리고 찝찝해서 잘 안 바르는데.

단호박 샤워할 때 비누는 보습 비누를 쓰셔야 합니다. 보습 로션은 필수입니다. 온몸에 전체적으로 바를 수 있는 로션제도 처방해 드리고, 가렵지 않게 하는 항히스타민제도 처방해 드릴게요.

만성콩팥병과 가려움증은 항상 동반되는 질환입니다. 잘 해결되지 않고 특별한 이유 없이 가렵기도 합니다. 인이 상승하면 가려울 수도 있지만 꼭 그렇지 않은 경우도 있고, 콩팥 기능이 떨어지면 투석치료를 받아도 완전히 제거되지 않는 물질에 의해 가렵다고 알려져 있습니다. 조절되지 않는 가려움증도 신이식을 받게 되면 해소되는 경우가 많습니다.

하지만 가려움증이 있는 경우 피부건조증이 원인이거나, 이에 의해 악화되는 경우가 많습니다. 피부가 건조해지지 않게 하는 것이 가장 먼저입니다. 가렵다고 긁게 되면 피부에서 히스타민이라는 물질이 분비되어 병변이 걷잡을 수 없게 번지며 악화되는 경우가 많습니다. 가려움증이 심하면 수면장애, 삶의 질 저하가 동반되어 사망률까지 증가할 수 있습니다.

건조증을 예방하는 생활 습관과 약물 치료로도 개선되지 않는 경우도 있을 수 있습니다. 만성콩팥질환 자체에 의해 생기는 가려움증의 경우에는 면역 억제에 관련된 피부용 연고제, 가려움증수용체에 작용하는 경구제 등을 사용해 볼 수 있습니다.

혈액투석을 시작하게 되었습니다

부갑상선 호르몬 검사를
왜 하죠?

---◆---

단호박 이번 달 정기 검사 결과가 나왔어요. 빈혈 수치는
        괜찮네요. 칼륨과 칼슘은 정상인데, 부갑상선 호
        르몬 수치가 많이 올라갔네요.

나씨   네? 그게 뭐죠?

단호박 인은 우리 몸에서 필수적으로 생기는 물질입니다.
        콩팥으로 소변을 통해 전적으로 배출됩니다. 인이
        올라갈 수 있다는 건 익히 들어서 알고 있으실 것
        같고요. 이번 달 검사에서 인이 7.3 ㎎/㎗로 높게
        나왔습니다. 인이 계속 올라가면 부갑상선 호르몬
        이 같이 상승하게 되요.

나씨   너무 어려운데요. 그래서요?

단호박 부갑상선 호르몬이 높으면 뼈 건강을 해치게 됩니
        다. 그래서 부갑상선 호르몬을 낮추는 약제로 비타
        민D 경구제를 써보고 효과가 충분하지 않으면 주
        사제를 사용하기도 합니다.

나씨 　부갑상선 수치가 얼마나 높아요?

단호박 　말기콩팥병이 있을 때는 150-300 μg/dℓ를 정상범위로 봅니다. 이번 결과는 470 μg/dℓ이에요. 지난 달에도 340 μg/dℓ으로 높아 어떻게 될지를 좀 더 지켜보려고 했는데 많이 올랐네요. 오늘부터 비타민 D 경구제 대신 주사제를 놔 드릴게요. 혈액투석이 끝날 때 수액 주입로로 한번씩 주사해 드릴거에요.

나씨 　수치가 높으면 어떤 증상이 있나요? 괜히 쑤시고 아픈 것 같기도 한데요.

단호박 　특별한 증상은 없는 경우가 많습니다. 주의해야 할 점은 주사를 맞으면 칼슘 수치가 올라갈 수 있다는 점이에요. 2주 후에 칼슘, 인을 포함한 전해질 검사를 해 보겠습니다.

　만성콩팥병 환자에게 생기는 뼈질환을 만성콩팥병-미네랄뼈질환(Chronic Kidney Disease-Mineral Bone Disorder, CKD-MBD)이라고 합니다. 만성콩팥병으로 칼슘, 인, 부갑상선호르몬, 비타민D 대사의 이상이 생겨 이로 인해 뼈 건강이 나빠지고, 혈관의 석회화까지 동반되는 경우를 말합니다. 미네랄뼈질환은 만성콩팥병이 시작될 때부터 생기는 병입니다. 원인은 콩팥 기능이 나빠져서 인이 배출될 수 없다는 것에서부터 생기기 시작합니다. 인은 다른 배설 경로가 없으며, 거의 다 소변으로 배설되기 때문입니다.

혈액투석을 해도 인은 많이 제거되지 않습니다. 분자량이 크기 때문입니다. 혈액투석여과 등 일부 치료에서 좀 더 제거되지만 투석에 의존할 수는 없습니다. 만성콩팥병이 있는 경우 기본적으로 인을 적게 먹는 식습관이 필요합니다. 또한 음식에 함유된 인을 흡착시켜 흡수가 잘되지 않게 하는 인흡착제를 식사 시 꾸준히 복용해야 합니다.

뼈는 칼슘과 각종 미네랄에 의해 구조물이 유지되고 있습니다. 가만히 있는 조직이 아니라 조골세포(osteoblast)에 의해 골생성이 되고 파골세포(osteoclast)에 의해 골흡수가 일어납니다. 이를 뼈대사(bone metabolism)라고 부르며 순환속도가 맞아야 튼튼함이 유지될 수 있습니다. 골다공증은 골생성보다 골흡수가 증가되어 뼈가 약해지는 질환입니다.

만성콩팥병이 생기게 되면 콩팥으로 인의 배출이 줄어들어 혈중 인의 농도가 올라가며 이차성으로 부갑상선 호르몬이 상승하게 됩니다. 부갑상선 호르몬은 뼈대사에 꼭 필요한 호르몬입니다. 하지만 부갑상선호르몬이 과도해지면 뼈흡수가 증가하여 뼈의 구조물을 약하게 만들 수 있습니다. 치료는 장에서 인의 흡수를 감소시키는 약제를 사용하고 적절한 혈액의 칼슘농도를 유지해 주며, 부갑상선 호르몬을 낮춰 뼈흡수를 감소시켜 주는 것입니다.

부갑상선 호르몬의 수치가 100 μg/dℓ 이하로 너무 낮아지면 뼈대사가 느려지며 뼈의 단단함을 유지하기 위해 꼭 필요한 골흡수, 골생성의 과정이 일어나지 않게 됩니다. 부갑상선 호르몬을 억제하는 칼슘제, 비타민D제제, 파리칼시톨 등을 사용하는 것이 원인이 될 수 있습니다. 이런 경우에는 골흡수를 억제하는 치료를 중단하고, 칼슘제제 등은 최대한 줄여서 사용하는 것이 치료 방법이 됩니다.

부갑상선 호르몬 수치를 정기검사에서 확인하여 호르몬을 억제하는 치료를 받을지, 너무 낮아서 문제가 되는지 확인하는 것이 만성콩팥병 환자의 뼈 건강을 지키는 기본입니다.

혈액투석을 시작하게 되었습니다

만성콩팥병과 뼈 건강,
그리고 골밀도 검사

— ◆ —

만성콩팥병이 뼈를 약하게 만든다는 이야기를 들은 나건
강 씨는 골다공증에 대해 궁금해진다. 미네랄뼈질환과 골
다공증의 차이는 뭘까 궁금한 찰나, 마침 아내가 골다공증
을 진단받고 약을 복용한다는 이야기를 듣게 되는데….

나씨 집사람이 이번에 건강검진으로 골밀도 검사를 했
는데 골다공증이 심하다고 해요. 저도 골밀도 검사
를 해 봐야 하는 거 아닌가요?

단호박 아, 네. 골밀도 검사 필요합니다. 콩팥 기능이 나
빠지면 뼈도 같이 약해지거든요. 몇 년 전만 해도
혈액투석을 받는 말기콩팥병 환자들의 골밀도는
일반인들과 많이 다르기 때문에 의미가 없다고 했
었어요. 하지만 요즈음은 골밀도 검사가 혈액투석
을 받는 환자들의 기본이 되고 있습니다.

나씨 아, 그래요? 그럼 어떻게 해야 하죠?

단호박 골밀도 측정기를 사용해서 검사를 해야 합니다. 상
급종합병원에서 검사를 한 기본 자료가 있을 겁니
다. 1년에 1회 보험급여로 검사가 가능합니다. 특
별히 이상이 있으면 중간에도 검사가 가능하고요.

나씨 골다공증약을 먹어야 하는 건가요?

단호박 이전 결과를 보니 골감소증이 있네요. 같은 연령대
의 평균골밀도보다 표준편차로 하위 2.5에 속하면
골다공증, 하위 1.5에 속하면 골감소증이라고 합
니다. 일반 골다공증과 달리 만성콩팥병의 골다공
증은 만성콩팥병−미네랄뼈질환과 항상 연관이 되
어 있다는 것이에요.
골다공증에 대한 치료는 미네랄뼈질환을 교정하는
것이 기본입니다. 지금 사용하고 있는 칼시트리올
주사, 칼슘제 치료를 유지하면서 검사 결과에 따라
조절해 보겠습니다.

만성콩팥병이 있는 경우 가볍게 넘어져도 대퇴골 골절이
생기거나 척추압박골절이 생기는 경우가 많습니다. 골절이
생기면 사망률이 급격히 증가합니다.
만성콩팥병환자에게도 골밀도 검사는 이제 기본 검사가

혈액투석을 시작하게 되었습니다

되었습니다. 말기콩팥병환자의 골다공증은 골밀도 검사를 참고하면서 칼슘, 인 대사의 균형을 잘 맞추고 부갑상선호르몬 수치, 혈관의 석회화 정도까지 고려해야하는 등 치료가 매우 복잡하고 어렵습니다. 골밀도를 증가시키는 약이 완전히 금기는 아니지만 쉽게 사용할 수는 없습니다. 약의 부작용이 우려되고 일반인들에게 작용하는 것과는 기전이 달라 도움이 되는지 아직 완전히 알려져 있지는 않기 때문입니다.

혈액투석을 처음 받게 되는 경우, 대부분 뼈건강이 매우 악화된 상태로 혈액투석을 시작하지는 않습니다. 하지만 관리를 잘하지 않게 된다면 뼈건강이 급속도로 나빠질 수도 있습니다. 뼈건강을 지키는 것은 만성콩팥병의 사망률과도 밀접한 관련이 있습니다.

뼈건강을 해칠 것을 너무 걱정하여 무작정 인이 많이 들어간 음식을 적게 먹으려 하다 보면 영양 섭취가 부실해질 수 있습니다. 제대로 된 영양소를 함유하지 않고 인만 높은 음식도 있는 반면, 풍부한 단백질을 함유한 음식이 인이 많이 들어 있기 때문입니다. 중요한 것은 꾸준히 균형 잡힌 식단을 지키고 주기적인 검사를 통해 정확한 처방을 받고, 운동으로 근육량을 유지하는 것입니다.

칼슘이 올라갔다는데
괜찮나요?

———— ◆ ————

골밀도 검사, 칼슘, 인, 부갑상선 호르몬 등 뼈 건강에
여러 가지가 관련되어 있다는 이야기를 들은 나씨는 이번
달에도 검사 결과가 신경 쓰인다. 지난번에 칼시트리올 주
사를 놔 준다고 했는데, 부갑상선 호르몬 수치는 어떻게 됐
는지, 계속 높으면 어떻게 되는지···. 이번 달 정기 검사 결
과에 대한 설명을 듣게 된다.

단호박   이번 달 검사 결과가 다 나왔네요. 이번 달 부갑상
선 호르몬 수치는 지난번과 비슷하네요. 450 $\mu g/d\ell$
정도 됩니다. 문제는 칼슘 수치가 좀 높아진 게 걱
정이네요.

나씨   아, 칼슘은 또 뭔가요? 인, 칼륨만 해도 복잡한데.

단호박   부갑상선 호르몬 수치를 떨어뜨려 주는 주사를 놓
게 되면, 장에서 칼슘이 흡수되는 양이 증가해서
칼슘 수치가 올라갈 수 있어요. 이번에 11.3 $mg/d\ell$

가 나왔어요. 10.5 ㎎/㎗ 이하가 안전하거든요.

나씨 어떻게 해야 하나요?

단호박 먼저 칼슘 성분으로 된 인 흡착제는 중지할게요. 부갑상선 호르몬을 낮춰 주는 주사 중에 칼시트리올 주사와 비슷하지만 칼슘 수치를 많이 올리지 않는 비타민D유사체인 파리칼시톨 주사가 있어요. 이 주사는 부갑상선 호르몬 억제 효과가 훨씬 뛰어나지만 가격이 좀 더 비싸다는 단점이 있습니다.

시나칼셋이라는 경구제는 칼슘, 부갑상선 호르몬을 동시에 낮춰 줍니다. 하지만 부갑상선 호르몬 억제효과는 약한 편입니다. 칼슘이 높은 경우 낮춰 주는 효과가 있어 경우에 따라 사용하게 되죠. 이약 역시 약가가 좀 높은 것이 단점이네요.

나씨 칼슘이 높으면 어떤 문제가 생기나요?

단호박 혈중칼슘농도가 올라가면 신경전달신호에 문제가 생겨서 부정맥, 울렁거림, 구토, 변비, 장마비 등의 증상이 나타날 수도 있어요. 문제는 칼슘을 낮출 수 있는 방법이 별로 없다는 거죠. 혈액투석으로도 잘 제거되지 않아요. 칼슘 수치가 높으니 주사제와 경구제 치료를 동시에 해 볼게요.

인 흡착제 가운데 칼슘을 포함하고 있는 제제는 가격도 싸고 흔하게 사용되는 혈액투석 기본약입니다. 또한 만성 콩팥병으로 혈중칼슘농도가 낮다면 칼슘을 공급하기 위해 사용하기도 합니다.

하지만 부갑상선 호르몬을 낮추기 위해 비타민D제제를 함께 사용하게 되면 칼슘제를 단독으로 사용했을 때보다 장에서 칼슘 흡수가 많이 증가되어 혈중칼슘농도가 정상 이상으로 상승할 수도 있습니다. 일반적으로 혈중칼슘농도가 10-10.5 ㎎/㎗ 이상으로 상승한 경우 칼슘농도를 낮추기 위한 조치를 하게 됩니다. 경구칼슘제 중지하고, 일반 혈액투석액보다 칼슘 농도가 낮은 혈액투석액을 사용하고, 부갑상선 호르몬과 혈중 칼슘의 농도를 동시에 낮춰 주는 시나칼셋을 사용하기도 합니다.

혈액투석을 시작하게 되었습니다

고지혈증? 콜레스테롤?

주변에 고지혈증으로 소위 '콜레스테롤 약'이라 불리는 콜레스테롤 저해제를 복용하는 분들을 쉽게 만날 수 있습니다. 고지혈증이란 말 그대로 혈액에 지방이 많이 떠다닌다는 뜻입니다.

혈액 속 지방은 대표적으로 4가지 종류가 있습니다. 총콜레스테롤, LDL-콜레스테롤, HDL-콜레스테롤, 중성지방입니다. 혈액내의 지방에 이상이 생기는 경우를 총칭하여 이상지질혈증(dyslipidemia)이라고 합니다.

이상지질혈증은 어떤 성분이 상승해 있는지에 따라, 콜레스테롤이 높으면 고콜레스테롤혈증, 중성지방이 높으면 고중성지방혈증이라고 합니다. 엄밀하게는 이 두 가지 경우를 고지혈증(hyperlipidemia)이라고 합니다. 이상지질혈증은 고지혈증과 HDL-콜레스테롤이 낮은 경우를 포함합니다.

HDL-콜레스테롤은 혈관벽에 쌓여 있는 콜레스테롤을 간으로 운반하여 동맥경화를 예방해 주는 효과가 있습니다. HDL-콜레스테롤은 높으면 심혈관계 위험도를 낮춰 줍니다. 하지만 낮으면 심혈관계질환의 위험인자가 됩니다.

다음은 정상 범위에 대한 표입니다.

단위: mg/dℓ

총 콜레스테롤	LDL-콜레스테롤	HDL-콜레스테롤	중성지방
240 이상: 높음	190 이상: 매우 높음	40 미만: 심혈관질환 위험 증가	200 이상: 높음
200-239: 주의	160-189: 높음	40-60: 보통	150-199: 주의
200 미만: 정상	130-159: 주의	60 초과: 심혈관질환 위험 감소	150 미만: 정상
	100-130: 당뇨 시 주의		

콜레스테롤은 우리 몸에 꼭 필요한 물질입니다. 세포와 세포막을 구성하고 호르몬을 합성하는 중요한 재료이며,

혈액투석을 시작하게 되었습니다

담즙을 만들어 내는 원료이기 때문입니다. 하지만 고콜레스테롤혈증이 있는 경우, 동맥경화를 일으키고 심혈관계질환을 악화시키는 인자가 됩니다.

LDL-콜레스테롤은 총콜레스테롤과 연동되어 상승하는 소위, 나쁜 콜레스테롤입니다. 보통 고지혈증이라 하면 총콜레스테롤이 높은 경우입니다. 고지혈증은 증상이 없는 경우가 대부분이고, 검사를 해야 알 수 있습니다. 당뇨병, 고혈압, 대사증후군, 흡연, 과거 심혈관질환의 병력 등 심혈관계 질환이 발생할 확률이 높은 경우에는 꼭 약물 치료가 필요합니다. 하지만 고콜레스테롤혈증 단독으로만 있고 심혈관계 위험도가 높지 않은 경우에는 약물 치료를 하지 않고 생활습관 교정만으로도 조절이 가능한 경우도 있습니다.

고콜레스테롤혈증은 LDL-콜레스테롤을 기준으로 치료를 합니다. 당뇨병과 심혈관계질환의 유무에 따라 치료 기준이 달라집니다. 최근 연구들에 의하면 LDL-콜레스테롤의 목표치는 이전보다 점점 낮아지고 있습니다. LDL-콜레스테롤은 당뇨병과 심혈관계질환이 함께 있는 경우 70 ㎎/㎗ 이하, 당뇨병만 있는 경우 100 ㎎/㎗ 이하로 낮추는 것이 심혈관계질환을 예방할 수 있는 목표수치가 됩니다.

HDL-콜레스테롤은 혈액 중에 있는 콜레스테롤을 없애 주는 역할을 하여, 심혈관계질환을 예방해 주는 좋은 콜레스테롤입니다. 60 ㎎/㎗ 이상으로 높을 때 심혈관계질환을 예방해 주는 것으로 봅니다. 40 ㎎/㎗ 이하로 낮으면 심혈관질환의 위험이 증가합니다. 인위적으로 약을 써서 올리거나 내리는 것은 많은 도움을 주지 못하는 것으로 알려져 있습니다. 신선 채소류 섭취, 유산소 운동이 수치를 좋게 만들 수 있습니다.

중성지방은 기름기 있는 음식을 많이 먹어서 상승하는 것이 아니라, 과량으로 섭취한 탄수화물이 사용되지 않고 저장되는 형태입니다. 소비하지 않은 탄수화물, 즉 혈액 속에 남아 있는 당은 바로 저장할 수가 없어, 중성지방으로 변형하여 저장되기 때문입니다. 지속적으로 상승하게 되면 내장지방으로 쌓여 복부비만의 원인이 됩니다.

중성지방은 유전적으로 상승하는 경우도 있지만, 더 많은 원인은 과량으로 섭취한 탄수화물 때문입니다. 오메가-3 지방산이 풍부한 음식은 지방질임에도 불구하고 중성지방을 낮춰 주는 역할을 합니다. 적절한 유산소 운동이 탄수화물을 소비해 주어 중성지방의 상승을 막아 줍니다. 몸에 근육량이 많으면 기초대사량이 증가하여 탄수화물을 소비할 공장을 가지고 있는 셈이 되니 근육에서 당을 소비하고 중성지방을 높이지 않게 됩니다.

고지혈증은 쉽게 조절하기 어려운 병입니다. 만일 콜레스테롤이 높아도 위험인자가 별로 없다면 약을 복용하여 조절하는 것이 꼭 필요하지 않을 수도 있습니다. 물론 콜레스테롤이 많이 높은 것이 좋다는 것은 아닙니다. 생활습관과 관계없이 유전적으로 높을 수도 있으며, 개인이 가지고 있는 위험인자는 다 다르기 때문입니다. 하지만 확실한 것은 적절한 식사요법, 운동요법이 도움을 줄 수 있는 병이라는 것입니다. 고지혈증은 한 걸음 더 걷고, 한 숟가락 덜 뜨는 작은 생활습관의 변화가 쌓이면 좋은 결과가 생기는 병입니다.

고지혈증은
어떻게 해야 하나요?

———◆———

김과식 씨는 당뇨병, 심근경색, 뇌경색, 고지혈증, 혈액투석에 관련된 약 등 많은 약을 복용하는 것이 항상 부담되었다. 약은 꼭 먹어야 할 것 같은데, 일일이 다 물어보고 알기에는 너무 어렵고 걱정이 많았다. 혈액투석실에서 회진 때 상의를 하게 되는데….

김씨   제가 먹는 약이 너무 많아서요.

단호박   네, 약이 너무 많죠. 게다가 용법도 복잡하고요.

김씨   고지혈증약이 있던데, 지난번 검사에서도 수치가 정상이라고 했으니 안 먹어도 되는 거 아닌가요?

단호박   콜레스테롤을 떨어뜨리는 약을 드시니까 정상 범위로 유지되는 거예요. 콜레스테롤 수치는 조절되고 있지만, 중성지방은 아직도 높아요.

김씨   고지혈증은 약을 먹지 않으면 수치가 다시 올라가나요?

      혈액투석을 시작하게 되었습니다

단호박 네, 올라갈 겁니다. 그리고 이전에 심근경색, 뇌경
색을 앓은 적이 있었잖아요. 그런 경우에는 고지혈
증에 대한 약은 중지할 수가 없어요. 당뇨병이 있
는 경우에는 특히 더 그래요. 콜레스테롤 저해제는
혈관 보호 효과가 크기 때문이죠.

콜레스테롤 수치가 높은 분들이 있습니다. 물론 콜레스
테롤이 높다고 꼭 약물 치료를 해야 하는 것은 아닙니다.
그러나 심혈관계질환이 생기거나 재발할 우려가 있을 때,
콜레스테롤은 반드시 조절해야 하는 인자가 됩니다. 당뇨
병이 있거나 과거에 심혈관계질환을 앓았던 경우에는 콜레
스테롤 저해제가 필수 약제입니다.
　만일 말기콩팥병이 있고 당뇨병이 없는 경우 콜레스테롤
이 높으면 반드시 치료해야 할까요? 위험 인자나 개인차가
중요하겠지만 만성콩팥병이 있다면 동맥경화가 생기는 기
전이 달라집니다. 혈관에 칼슘이 침착되어 혈관 건강이 악
화되는 게 더 중요한 기전입니다. 그러므로 만성콩팥병이
있는 환자에게 콜레스테롤 저해제가 반드시 필요한 것은
아닙니다.
　또한 만성콩팥병 환자에게 콜레스테롤 저해제와 중성지

방 저해제를 동시에 사용하게 되면 횡문근융해증이라는 부작용이 생길 수도 있습니다. 근육세포가 손상되어 근육의 성분이 혈액 안을 떠다니는 질환으로, 생명에 위협을 줄 수 있습니다. 따라서 말기콩팥병환자가 심혈관계질환이 생길 위험도가 높아 콜레스테롤 저해제를 사용해야 하면서 동시에 중성지방이 높은 경우에는 중성지방을 낮추는 약물 치료를 하는 것보다 식이조절과 운동을 병행하는 것이 우선이 될 수도 있습니다.

고지혈증은 심혈관계질환이 생길 위험도에 따라 콜레스테롤 저해제의 부작용과 이점을 따져 사용해야 합니다. 반드시 고지혈증에 대한 약물 치료를 해야하는지는 개인의 위험도에 따라 달라질 수 있으므로 담당 신장내과전문의의 판단에 따르면 됩니다.

혈액투석을 시작하게 되었습니다

콩팥 기능에 해롭다는데
감기약을 먹어도 되나요?

———— ◆ ————

투석 치료를 받은 다음 날 아침 나건강 씨는 목이 많이 아프고 온몸에 열감이 있었다. 혈액투석을 받은 이후로는 다른 병원에서 약 처방을 받아 본 적이 없었으나 감기 증상이 견딜 수 없는 상태였다. 급한 마음에 집 근처에 있는 혈액투석병원이 아닌 일반 의원에서 진료를 받게 된다.

의사 어디가 불편해서 오셨나요?

나씨 목이 많이 아파서요. 몸살도 심하고요.

의사 기침, 가래는 없나요?

나씨 기침은 안 하고, 목이 칼칼하니 가래가 좀 생기는 것 같아요.

의사 코막힘, 콧물은 어때요?

나씨 콧물은 별로 안 나오는데, 코 안이 아프네요.

의사 진찰을 좀 해 볼게요. 혹시 다른 병으로 치료받고 있지는 않으세요?

나씨   혈액투석을 받아요.

의사   아, 네. 큰 문제는 없죠? 투석 치료는 언제 받았
        나요?

나씨   어제 받았고, 내일 또 해요.

의사   감기약을 처방해 드릴게요.

나씨   콩팥 기능이 나쁘면 약을 주의하라고 하던데, 괜찮
        을까요?

의사   콩팥 기능에 지장이 없는 약으로 하루분만 처방해
        드릴게요. 내일 투석 치료 받는 병원에서 다시 진
        료 받으세요.

콩팥 기능이 떨어지면 약마다 투여 용량이 달라질 수 있
습니다. 비스테로이드성 소염진통제의 경우에는 장기간 복
용하게 되면 간독성으로 간수치를 높이거나 콩팥 기능을
나빠지게 할 수도 있습니다. 투석 치료를 받기 전인 만성콩
팥병의 3-4 단계인 경우는 특히 약물의 사용에 유의해야
합니다. 이런 경우 약물에 의해 갑자기 콩팥 기능이 나빠
질 수 있기 때문입니다. 하지만 단기간 목적에 맞게 사용한
다면 큰 문제가 없는 경우가 더 많습니다. 진통, 해열 효과
를 위해 약물을 사용한다면 비스테로이드성 소염진통제보

다는 아세트아미노펜이 콩팥 기능을 악화시킬 확률이 거의 없어 부작용을 우려하지 않고 사용할 수 있는 약입니다. 하지만 아세트아미노펜은 소염 효과가 없으므로 약물의 목적에 따라 사용해야 합니다.

말기콩팥병으로 투석 치료를 받는 경우에도 일반적으로 사용하는 약을 단기간 목적에 맞게 사용한다면 용량 조절이 필요하지 않은 경우도 많습니다. 항생제도 꼭 필요한 경우 용량에 맞게 조절하여 사용한다면 콩팥 기능에 나쁜 영향을 끼치지 않습니다. 하지만 항생제의 종류에 따라 투여 용량이 달라질 수 있으니 신장내과전문의와 상의하는 것이 좋습니다.

말기콩팥병으로 투석 치료를 받더라도 잔여신기능을 보존하기 위해 약물 사용에 주의를 하는 것이 좋습니다. 하지만 꼭 필요한 소염진통제로 인해 콩팥 기능이 갑자기 더 나빠지는 일은 흔치 않기 때문에 약을 복용하지 않고 통증을 참을 필요는 없습니다.

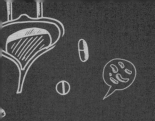

Part 9

혈액투석의
실전 4

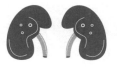

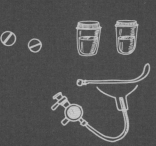

소변 양이
자꾸 줄어요

———— ◆ ————

혈액투석이 끝나고 김과식 씨와 나건강 씨는 대기실에서 만나게 된다. 김씨는 최근 소변 양이 줄어들어 불안한 상태라고 하는데.

김씨   요즘 어때요? 소변이 잘 나와요?

나씨   글쎄요. 저는 투석 처음 받을 때랑 비슷한 것 같은데요.

김씨   난 요즘 소변이 신통치가 않네요. 하루에 2-3번밖에 안 가게 되는 것 같고.

나씨   왜 그런지 물어봤나요?

김씨   아까 투석할 때 자느라 회진 때 물어보지를 못했네요.

나씨   원장 선생님 지나갈 때 한번 물어보시죠. 저쪽에서 회진하고 있으시던데.

단호박 원장이 지나가자, 김과식 씨가 불러 세운다.

김씨   원장님, 제가 요즘 들어 소변이 잘 안 나와요.

단호박 아, 그래요? 하루에 소변 보러 화장실에 몇 번 가
       시죠?

김씨   음, 글쎄. 아침에 자고 일어나서 한 번, 그리고 나
       면 투석 끝나고 한 번 가고. 밤에는 두 번 깨서 화
       장실에 가는 것 같네요.

단호박 한 번 갈 때 양은 어때요? 종이컵으로 한 컵은 되
       나요?

김씨   물을 좀 마신 날에는 그 정도 되는 것 같아요. 그래
       서 요즘 일부러 물을 좀 마셔요.

단호박 아, 네. 물은 적게 마시는 게 좋겠습니다. 콩팥 기
       능이 약해져서 혈액투석을 받는 거잖아요. 물을 많
       이 마신다고 소변이 많이 나오는 게 아니에요. 많
       이 나오는 날도 있을 수 있지만 잘 안 나오는 날에
       는 체중이 많이 늘어서 투석으로 수분 제거를 많이
       하게 되면 힘들 수 있습니다. 소변 양이 줄어드는
       것은 자연스러운 일이에요. 앞으로도 소변 양은 계
       속 더 줄어들 겁니다.

통상 말기콩팥병으로 투석을 받은 지 1년이 지나면 거의 대부분의 환자가 콩팥 기능이 소실된다고 봐요. 10-20% 환자는 3년이 지나도 콩팥 기능이 남아 있어 소변이 만들어질 수도 있다고 합니다. 빈도가 많이 높지는 않죠.

많은 분들이 소변이 안 나온다고 걱정을 해요. 물론 소변이 나오는 것이 좋죠. 조금이라도 소변이 만들어진다면 수분이 조금이라도 배출된 것이니, 도움이 안 된다고 할 수는 없습니다. 하지만 소변양이 많이 줄거나 안 나온다고 해서 다른 병이 생긴 것은 아닙니다. 투석을 시작한 이유가 콩팥 기능이 나빠진 것이고, 그 때문에 소변량이 줄어드는 것은 당연한 일이거든요.

콩팥은 몸 안에 있는 혈액을 24시간 동안 지속적으로 받으며 노폐물을 걸러 내고 영양분은 빠져나오지 않게 합니다. 그리고 혈액순환량을 감지하여 적절하게 수분을 배출하여 혈압이 올라가지 않게 하고 전해질의 불균형이 생기지 않도록 조절합니다. 하지만 말기콩팥병이 생기면 콩팥으로 가는 혈액의 양 자체가 줄어들고, 혈액이 들어가더라

혈액투석을 시작하게 되었습니다

도 적절하게 노폐물이 걸러지거나 수분 제거가 이루어지지 않습니다. 소변을 농축하는 능력도 감소하여 밤에 소변을 여러 번 보게 되는 야간뇨도 흔한 증상으로 나타납니다. 혈액투석을 오래 받아도 잔여신기능이 많이 남아 있는 경우가 아예 없는 경우보다 삶의 질이 더 좋고, 생존률 또한 더 높다는 보고도 있습니다. 하지만 소변이 아예 안 나오는 경우에도 걱정할 필요는 없습니다. 수분을 철저히 제한하고 식습관 관리를 잘하는 것이 더 좋은 결과를 만들어 낼 수 있습니다.

혈액투석 환자에게는
어떤 운동이 좋은가요?

— ◆ —

　최근 숨도 좀 덜 차고 혈압도 안정이 된 나건강 씨는 문득 운동을 해도 되는지 궁금해진다. 혈액투석이 끝나고 오랜만에 진료실을 찾았다.

나씨　　뭐 좀 여쭤볼 게 있어서요.

단호박　네, 어떤 것 때문에 그러시죠?

나씨　　운동을 좀 시작했는데, 동네 학교 운동장을 걸어서 한 바퀴씩 돌고 있어요.

단호박　잘 시작하셨네요. 운동을 하니까 훨씬 나으시죠?

나씨　　네, 좀 더 편안해진 것 같아요. 밥맛이 좋아져서 걱정이네요.

단호박　물만 적게 드시면 운동은 좋아요. 걷기 운동만 하시는 거죠?

나씨　　그렇죠. 다른 것도 해도 되나요?

단호박　네, 가능합니다. 유산소 운동은 일주일에 3회 30분

정도 하시면 좋겠고, 따로 근력운동을 하시면 어떨까요?

나씨   근력운동이요? 제가 가능할까요?

단호박   그럼요. 예전에는 근력운동을 금하는 경향이 있었는데, 요즘은 심혈관계 질환이 있는 환자분들에게도 근력 운동을 권해 드리거든요. 근력이 있어야 여러 가지가 다 좋습니다. 유산소 운동은 너무 오래 하면 관절에 무리가 생길 수 있거든요. 시작을 잘하셨고요. 우리 몸의 근육의 70%는 하체에 있어요. 허벅지 근육이 가장 중요합니다. 계단을 올라가는 운동이 좋겠어요. 혹시 아파트 몇 층에 사시나요?

나씨   저희 집은 9층인데요. 왜요?

단호박   혹시 걸어서 올라가 보셨나요?

나씨   아이고, 높아서 못 가죠. 걸어 올라갈 생각은 안 해 봤네요.

단호박   한번 해 보시죠. 도움이 많이 될 겁니다. 관절에 무리도 안 가고 허벅지 근육을 늘려 주는 좋은 운동입니다. 처음에는 많이 힘들고 무리라고 생각이 되겠지만 해 보시면 금방 달라질 겁니다. 하지만,

혈액투석 한 날 몸이 힘든 상태에서는 주의하셔야 겠습니다.

근감소증(sarcopenia)이라는 병명이 있습니다. 나이가 듦에 따라 근육의 양이 줄어들고 이와 함께 근력이 감소되는 것입니다. 여태까지는 근감소증이라는 개념만 있다가, 최근에 공식적인 병명으로 등재되어 사용되고 있습니다. 특히 만성콩팥병 환자에게 근감소증은 흔히 생길 수 있는 병입니다. 혈액투석 환자에게 근육량을 유지하는 것이 생존률 증가와 삶의 질 향상에 많은 도움이 된다고 알려져 있습니다.

말기콩팥병으로 혈액투석을 하게 되면 여러 가지 합병증이 생길 수 있습니다. 하지만 운동을 하는 분들의 경우 합병증이 훨씬 적게 나타납니다. 운동은 만성콩팥병으로 생길 수 있는 골감소증으로부터 뼈 건강을 지킬 수 있는 좋은 방법입니다. 특히 혈압의 변동성이 큰 경우, 즉 혈압이 많이 올랐다가 혈액투석 때 급속히 떨어지는 경우에는 혈압이 안정되는 효과를 볼 수 있습니다. 또한 당뇨병으로 혈당이 조절되지 않는 경우에도 운동은 필수입니다.

어떤 운동이든 무리가 되지 않는다면 운동을 하는 것이

좋습니다. 가끔은 걷기 운동에 너무 치우쳐 하루에 3 ㎞ 이상씩 걷는 분들이 있습니다. 무릎에 무리를 줄 수 있으니, 실내운동용 자전거 등 무릎에 무리가 되지 않는 유산소 운동을 복합해서 하는 것을 권장 드립니다.

또한 근력운동을 할때 너무 무거운 무게에 다치지 않도록 주의를 해야 합니다. 미네랄뼈질환, 골다공증 등 뼈를 약하게 하는 요인이 많아 무거운 무게에 취약할 수 있기 때문입니다. 그럼에도 불구하고 근력운동은 점점 더 중요해지고 있습니다. 억지로 무게를 올리는 것보다는 중력에 대해 자신의 체중을 이기는 정도의 무게가 좋습니다. 특히 계단을 오르는 운동은 부상의 우려도 적고 허벅지 건강을 지킬 수 있는 좋은 운동입니다.

헬스클럽에서 운동하는 모습을 보면 역기나 아령으로 상체운동에만 집중하는 분들이 있습니다. 어떤 분들은 런닝머신에만 집중하고 근력운동은 소홀히 하는 경우가 있습니다. 우리 몸의 근육은 하체에 70%가 분포해 있습니다. 상체운동도 중요하지만 하체운동을 균형 있게 해야 합니다. 가장 많은 부위의 근력을 소홀히 한다면 운동 효과가 떨어질 수밖에 없습니다. 런닝머신만 열심히 하는 것은 무릎 건강의 적이 될 수도 있습니다.

온몸의 근육량을 대표하는 허벅지 둘레는 자신의 건강의
척도입니다. 허벅지 근육이 두꺼워질수록 심혈관계질환은
덜 생기게 됩니다. 몸의 근육량은 건강을 지켜 주는 가장
튼튼한 방어막입니다.

혈액투석을 시작하게 되었습니다

　　　　◇ 알기 쉬운 의학 지식 10

콩팥병, 그리고 치매

　치매란 여러 가지 원인에 의해 뇌손상이 생겨 인지기능의 장애가 생기는 질환을 통칭합니다. 대표적인 원인으로 대뇌피질세포의 점진적인 퇴행성 변화로 생기는 알츠하이머병, 뇌혈관이 손상되어 생기는 혈관성 치매가 있습니다. 알츠하이머병이 가장 흔한 원인으로 약 50%를 차지하고, 혈관성 치매가 10-15%, 알츠하이머병과 혈관성치매가 복합된 경우가 15%, 그 밖에 다양한 원인에 의해 생깁니다. 수명이 늘어남에 따라 치매의 유병률은 급속도로 증가하여 사회적으로 큰 문제가 되고 있습니다. 인류의 평균수명이 이렇게 길어진 것은 처음 겪는 일이며, 고령 인구가 이렇게 많아진 적도 없었기 때문입니다.

　치매의 경우 인지기능장애가 생기는 것이 문제가 된다고 알려져 있습니다. 인지기능의 장애가 생기는 경우에 기억력이 감퇴되는 것이 치매의 주요 증상이라고 생각하기 쉽습니다. 당연히 기억력 장애가 생기는 것이 문제이지만, 더 힘든 증상은 주변 사람에게 피해를 주는 이상행동이 발생하는 경우입니다. 대부분의 가족들은 환자의 치매 증상을 좀 더 과소평가하는 성향이 있습니다. '나의 어머니, 아버지께서 이 정도 연세에 기억력이 이 정도면 좋은 거지.'라고 생각합니다.

그러다 이상행동이 발생하면 크게 걱정을 하기 시작합니다. 가족이 자기를 학대했다고 한다든지, 누군가 자기 물건을 훔치려 한다는 망상이 생기면 가족들이 많이 힘들어하게 됩니다. 대소변 문제, 불면증, 우울증, 식사 거부, 물건 감추기, 밖으로 자꾸 나가려는 행동 등도 심각한 증상입니다. 기억력 감퇴보다는 이상행동이 생겼을 때 병원을 찾는 경우가 많습니다. 그러나 이렇게 이상행동까지 발생하게 되면 치매가 많이 진행된 경우일 수 있습니다.

콩팥 기능이 손상된 경우에도 역시 치매의 유병률이 올라갑니다. 다른 질환에 비해 뇌혈관질환이 생길 확률이 높고, 콩팥에서 완전히 배출되지 못한 요독에 의해 뇌세포가 손상될 수 있기 때문입니다. 높은 뇌혈관질환의 유병률로 인해, 뇌혈관에 손상이 있는지 MRI 등의 영상진단을 좀 더 빨리 시행하도록 권하고 있습니다. 뇌혈관 문제를 좀 더 빨리 알아 두는 것이 향후에 콩팥 기능이 더 나빠져 생기는 인지장애 문제의 원인을 파악하는 데 도움이 되기 때문입니다.

치매는 약물 치료, 인지 치료 등을 받을 수 있지만 치료가 매우 어려운 병입니다. 현재까지 나와 있는 약물로 치매의 악화 속도를 늦출 수 있다고 알려져 있습니다. 하지만 초기에는 효과가 있어 보이지만 약물 치료 기간이 오래 지난 후 평가해 보면 치매의 악화 속도를 늦추는 것이 명확하지 않다는 회의적인 결과도 있습니다. 치매는 병이 한참 진행된 후 늦은 시기에 약물 치료를 받는 것보다는, 뇌기능이 떨어지지 않도록 예방하는 것이 가장 좋은 방법입니다.

인간의 뇌, 특히 전두엽은 힘든 일을 극복하기 위한 기관입니다. 힘든 일이 생기지 않는다면 쉽게 대뇌가 나이 들어버리고 제 기능을 잃어버릴 수 있습니다. 하루 종일 소파에 앉아 TV를 보거나, 스마트폰이나 컴퓨터에 나오는 동영상만 보거나, 걷지 않고 차만 타고 다니는 것 등이 나쁜 습관입니다. 시각적으로 가만히 있어도 들어오는 자극만 받고 있다면 대뇌는 자기의 할 일을 하지 못하는 것입니다.

대뇌가 가장 큰 자극을 받는 경우는 육체적으로 극복할 자극이 올 때입니다. 계단을 걸어 올라가는 운동, 대중교통 이용하기, 가볍게 달리기, 빠르게 걷기 등 근육에 부하가 가해져 자극이 되고 그것을 이겨 내는 것이 대뇌가 하는 본연의 일인 것입니다.

콩팥병이 있다고 근력운동, 유산소 운동을 전혀 하지 않는다면 대뇌에 자극이 더 떨어지게 됩니다. 힘들더라도 운동을 하고 몸을 움직이는 것이 대뇌의 기능을 유지해 주는 가장 중요한 자극임을 잊지 말아야 합니다.

예방접종은
어떻게 해야 하나요?

———— ◆ ————

독감예방접종의 계절, 김과식 씨는 자신이 독감예방접종을 해도 되는지 궁금하였다. 혈액투석실 간호사에게 확인을 해 보는데….

김씨   벌써 11월인데, 독감예방접종을 받아야 하죠?

간호사   네. 10월부터 시작했어요.

김씨   저는 꼭 맞아야 하나요? 약도 많이 먹고 요즘 기운도 없고 한데….

간호사   혈액투석을 받는 경우에는 꼭 맞아야 해요. 원장님 오시면 말씀드릴게요.

단호박 원장이 혈액투석실에 들어선다.

단호박   안녕하세요? 독감예방접종에 대해 여쭤보셨다면서요?

김씨　　네, 작년에도 맞기는 했어요.

단호박　예진표도 작성하셨고, 작년에 예방접종 받은 후에
　　　　문제없었죠?

김씨　　괜찮았어요. 팔 부위가 좀 가렵기는 했는데 금방
　　　　가라앉더라고요.

단호박　면역이 떨어져 있는 경우에 독감에 걸리면 폐렴으
　　　　로 발전할 수도 있어요. 혈액투석을 받는 경우에는
　　　　독감예방접종은 꼭 받아야 합니다. 감기에 걸리진
　　　　않으셨죠?

김씨　　네, 약간 몸살 기운이 있는데, 괜찮겠죠?

단호박　심한 열이 나는 감기만 아니라면 예방접종을 받는
　　　　데는 무리가 없어요. 급성편도선염은 심한 열이 날
　　　　수 있으니 편도를 확인하고 이상이 없으면 독감예
　　　　방접종을 해 드릴게요.

　만성콩팥병은 아무리 혈액투석을 잘 받아도 노폐물이 남
아 있는 상태가 지속됩니다. 혈액 안의 백혈구, 적혈구, 혈
소판이 정상 기능을 유지하기 어려운 상태입니다. 정상인
과는 다르게 면역력이 저하되어 있는 상태이므로 반드시
예방접종을 받아야 합니다. 폐구균예방접종도 중증 폐렴

　　　　　　　　　혈액투석을 시작하게 되었습니다

예방에 많은 도움이 됩니다. 당뇨병, 고령, 만성콩팥병 등은 반드시 예방접종을 받아야 하는 고위험군입니다. 기온이 낮아지면 활성화되는 인플루엔자 바이러스는 합병증으로 사망에 이르게 할 수도 있습니다. 특히 만성콩팥병 환자는 꼭 예방접종을 해야 합니다.

B형간염이
왜 중요하죠?

———◆———

어느 정도 혈액투석이 익숙해진 김과식 씨는 지난번에 만났던 이신염 씨가 같은 자리에서만 투석을 받는다는 사실을 알게 된다. 가끔 약속이 있어 혈액투석 시간을 변경하게 되면 다른 자리에서 투석을 받기도 했는데 이씨는 자리를 옮기지 않는다는 점이 궁금해진다.

김씨 　이신염 씨는 같은 자리에서만 받고 옮기지를 않나 봐요. 오랫동안 다녀서 조용한 좋은 자리를 배정받은 건가요?

이씨 　아, 네. 제가 B형간염이 있어요.

김씨 　그래요?

이씨 　B형간염 보유자라고 하더라고요. 간염을 일으킨 단계는 아니라고 하네요.

김씨 　치료는 잘되고 있어요?

이씨 　정기적으로 검사만 받고 있죠. 혈액투석 정기 검사

때 포함해서 해 주더라고요. 6개월에 1번씩 초음파 검사를 받고 있어요. 혈액투석실에서는 B형간염 환자 자리를 따로 관리하더라구요. 저는 저 자리 말고는 다른 데에서 투석은 안 된대요.

김씨 아, 그런 게 있나 보네요. 전혀 몰랐어요. 나는 B형간염은 없나?

마침 혈액투석실 회진을 마치고 지나가던 원장과 마주친다.

김씨 원장님, 여쭤볼 게 있어요. 저는 B형간염은 괜찮나요?

단호박 네, 정기적으로 검사를 받고 있죠. B형간염 항체가 있어요. B형간염 바이러스에 대해 방어력이 있다는 거죠.

김씨 아, 그래요? 다행이네요.

B형간염이 있는 경우에는 혈액투석기를 격리하여 사용합니다. 혹시 생길지도 모를 감염 사고를 예방하기 위해서입니다. 혈액투석을 받는 환자의 경우, B형, C형 간염 바이

러스 항원, 항체 검사를 6개월에 1회 정기 검사를 통해 확인하고 있습니다. 면역력이 정상인 환자와 다르게, 혈액투석을 받고 B형간염 항체가 없는 항체역가가 10 mIU/㎖ 이하인 경우에는 예방접종을 다시 받아야 합니다. B형간염에 감염될 수 있는 고위험군에 해당되기 때문입니다. 예방접종을 받을 때는 총 3회, 용량을 2배로 하여 맞는 것을 권장하고 있습니다.

혈액투석을 시작하게 되었습니다

여행을 가게
되었어요

———— ◆ ————

　나씨는 올해로 칠순을 맞게 된다. 나씨는 가족들과 함께 가기로 예약해 두었던 것을 치료를 받느라 까맣게 잊고 있었다. 투석을 받게 되리라고 상상을 못했던 상태에서 오래전에 예약을 해 둔 것이라 취소 수수료도 만만치 않았다.

나씨　여행을 가려고 하는데요. 투석 환자가 가능할까요?

간호사　아, 그래요? 어디로 가시려고요?

나씨　일본으로 예약이 되어 있는데.

간호사　그래요? 좋으시겠어요. 당연히 가실 수 있죠.

나씨　진짜요? 갈 수 있어요? 투석 치료를 받을지는 예상을 못하고 오래전에 예약해 둔 거라 어떻게 해야 하나 했죠. 투석을 받으면서부터 정신이 없어서, 여행 갈 때가 다 되어서야 알았네요.

간호사　미리 알아보셔야 하기는 해요. 언제 가시죠?

나씨　2주 후에 가요. 목, 금, 토, 일 3박 4일이요.

간호사 예약한 여행사 있죠? 여행사에 연락해서 알아보세요. 국내여행이라면 아무래도 혈액투석을 받을 수 있는 병원을 쉽게 찾을 수 있어요. 하지만 일본으로 가시니, 국내보다는 좀 더 일찍 병원을 알아보셔야 해요. 그리고, 건강보험이 적용되는 한국보다 투석 비용은 더 많이 나올 거예요. 3박이면 한 번만 투석을 해도 될 것 같아요. 대신 짠 음식이나 칼륨이 많이 들어간 음식은 더 적게 드시도록 신경을 써야 해요.

나씨 그래요? 여행사가 그런 걸 알까요? 한번 알아볼게요. 아들한테 전화해 볼게요.

혈액투석을 받는 경우, 가는 지역에 혈액투석실이 있는지 알아보고 미리 예약을 하면 여행을 하는 데 큰 지장은 없습니다. 간혹, 일정이 짧아 혈액투석을 한 번 빠지는 경우도 생길 수 있습니다. 의학적으로 당연히 좋을 수 없으니 의료진들은 만류할 수밖에 없습니다. 갑자기 생길 수 있는 수분 과다에 의한 합병증이나 고칼륨혈증은 생명을 위협할 수도 있기 때문입니다.

해외여행의 경우 언어 소통, 예약, 비용 등 여러 가지 문

혈액투석을 시작하게 되었습니다

제가 생길 수 있으니 국내 여행보다는 빨리 준비를 해야 합니다. 보통은 여행사에서 알아봐 주는 경우도 있으나 가끔은 인터넷 홈페이지를 통해 각자 알아봐야 하는 경우도 있습니다. 해외에서는 건강보험이 적용되지 않으니 비용은 한국에서보다 많이 나올 수밖에 없습니다. 제출할 서류는 투석받는 병원에서 영문 소견서, 영문투석기록지, 검사결과지 등을 받아 가면 됩니다. 가끔은 현지 병원에서 필요한 서류를 요구하기도 하니, 어떤 서류인지를 확인하여 미리 혈액투석을 받는 병원에 준비해 달라고 해야 합니다.

신이식을
받을 수 있다고요?

— ◆ —

　나씨는 이제 혈액투석을 받는 생활에 적응하게 된다. 지루하게 반복되는 것도 있지만, 규칙적인 운동과 식사 조절도 많이 적응되어 더 이상 혈액투석이 힘들다고 느껴지지 않는다. 오늘도 TV를 시청하면서 투석 치료를 받던 중 갑자기 한 통의 전화를 받게 되는데….

이식센터　안녕하세요? 나건강 님이시죠? 통화 가능한가요?
나씨　　　네, 맞아요. 통화 가능합니다.
이식센터　여기는 성실대학교 이식센터입니다. 혈액형이 A형이시죠?
나씨　　　네, A형이 맞아요.
이식센터　네, 신장이식을 받으실 수 있을 것 같아서 전화 드렸어요.
나씨　　　네? 제가 이식을 받을 수 있다고요?

　　　　　　　　혈액투석을 시작하게 되었습니다

이식센터 갑자기 뇌사자가 생겼는데 신장기증을 서약한 분이고, 나건강 님하고 면역 적합성이 잘 맞는 분이라서 연락을 드렸어요. 지금 바로 저희 병원으로 오실 수 있을까요?

나씨 아, 저는 지금 혈액투석을 받고 있거든요. 어떻게 해야 하나. 잠시만 기다려 주시겠어요?

혈액투석실 간호사를 부른다.

나씨 저 성실대병원에서 지금 신장 이식을 받으러 오라고 연락이 왔어요. 어떻게 해야 하죠?

간호사 네? 그래요? 정말 잘됐네요. 혈액투석을 빨리 끝내 드릴게요. 사모님께 연락을 드리세요.

다른 사람의 장기를 환자의 몸에 이식받게 되면 자신의 면역세포가 이식받은 콩팥을 공격할 수 있습니다. 면역억제제를 사용하여 거부 반응을 줄여 이식받은 콩팥을 보호하는 치료와 각종 합병증이 생기는지 살펴보게 됩니다. 최근에는 혈액형이 다르거나 고령, 당뇨병의 합병증 등 이전에는 이식이 어려웠던 환자들도 이식이 가능해지고 있습니다. 개인차가 있지만, 평균 10년 정도 이식신의 기능이 유지된다고 알려져 있습니다.

신이식은 말기콩팥병의 궁극적인 치료법이라 할 수 있습니다. 이식을 받게 되면 혈액투석이나 복막투석으로 제거될 수 없는, 현대과학으로도 다 알아내지 못하는 노폐물까지 여과해 낼 수 있게 됩니다. 또한 투석치료 때문에 받았던 여러 가지 제약이 없어지게 되니, 삶의 질은 투석치료를 받는 경우와 비교할 수 없습니다.

하지만 이 또한 콩팥 질환이 없는 경우와 비교해 본다면, 콩팥 건강을 지키는 것이 얼마나 중요한지, 자신의 콩팥에 얼마나 고마워해야 하는지를 알게 해 주는 것입니다. 콩팥 기능이 나빠진 후에 지키려 하는 것보다는 콩팥병에 대해 잘 알고 예방하는 것이 궁극적으로 건강을 지키는 길일 것입니다.

혈액투석을 시작하게 되었습니다

에필로그 ....

처음 혈액투석에 관한 글을 쓰기 시작하면서 이런 책이 어딘가에 있지 않을까 하고 걱정이 되었습니다. 주로 인터넷으로 포털사이트와 인터넷서점 사이트를 검색해 보면서 혈액투석이라는 키워드로 제가 쓰려는 글과 유사한 내용의 책이 있는지를 찾아보았고, 이내 아주 오래전에 출판된 책과 외국 번역서 정도가 있다는 것을 알게 된 후 많이 놀라게 되었습니다. 교과서가 아닌 혈액투석에 대한 책이 이렇게 찾기 힘들었다는 것은, 그에 관련된 글을 쓰게 되면 정말 많은 분들에게 도움을 줄 수 있으리라는 확신을 갖게 해 주었습니다.

내용을 다 쓴 이후에는 또 많은 걱정이 생겼습니다. 너무 분야가 좁아 독자층이 너무 적지 않을까, 의사로서만 이해하기 쉬운 내용이지 않을까, 많은 경험과 풍부한 지식을 가진 다른 의사 선생님들과 교수님들께서 이 글을 읽게 된다면 어떻게 생각하실까, 말기콩팥병의 치료하기 어려운 점을 많이 기술하여 이 병을 앓는 분들께 희망보다는 많은 실망만을 안겨 드리게 되지 않을까 하는 것 등입니다.

글을 쓰는 도중에 독자층이 너무 좁아지는 것을 우려하여 만성콩팥병, 고혈압, 당뇨병의 합병증에 대한 내용을 더 추가하고, 제대로 된 참고문헌을 달아 의학적 근거를 높여 어떤 사람이 봐도 단단한 글이 되도록 대대적으로 고치려고 생각도 해 보았습니다. 하지만 그렇게 된다면 의사들을 대상으로 하는 오히려 더 좁은 글밖에 될 수 없었을 것입니다. 꼭 필요한 분들에게 요약된 내용만 쉽게 찾아볼 수 있는 혈액투석에 대한 전문적인 내용이 되는 것이 더 넓은 독자층을 위한 길이라는 생각을 했습니다.

많은 친구들, 선배님들, 동료들, 지인들께 글을 쓴다는 말씀을 드렸고 모두 용기를 낼 수 있게 도와주셨습니다. 특히 혈액투석 분야에 관련된 일에 종사하는 분들은 치료를 받는 분들에게 꼭 필요한 글이 될 수 있다며 격려해 주셨습니다.

같은 의료 분야에서 일하는 분들도 혈액투석을 실제로 겪어 보지 않은 분들은 어떤 일이 일어나고 있는지 상상조차 못하는 경우가 많습니다. 우리나라는 고령화, 당뇨병,

고혈압 유병률의 증가로 혈액투석을 받게 되는 인구의 급속한 증가로 이어지고 있습니다. 의사의 부모님이 혈액투석을 시작한다고 해도 참고해 볼 만한 책은 주변에 거의 없습니다. 급히 알아볼 수 있는 방법은 예전 의대생 때 보던 혈액투석 메뉴얼이나 교과서를 찾아보거나 신장내과전문의 중 아는 친구에게 전화를 걸어 통화로 잠깐 설명을 듣는 정도일 것입니다. 그나마 가족이나 친구 중에 의료인이 없는 경우, 바쁜 일과 중에 부모님이 치료받는 병원을 찾아 어떤 상황인지 설명을 듣는 것은 매우 어려운 일이라 생각됩니다.

실제로 환자에게 일어날 수 있는 일로 구성되어 있는 이 책이 혈액투석치료를 받게 되는 분들에게 실질적인 도움이 되었으면 합니다. 말기콩팥병과 혈액투석에 대해 잘 몰라서 두렵고 힘들던 분들이 이 책으로 하여금 마음이 더 편해지셨으면 합니다. 혈액투석은 더 이상 어렵고 힘든 치료가 아니라 생활의 일부이며 그 생활이 행복해졌으면 합니다.

감사드릴 분들이 너무 많습니다. 항상 곁을 지켜 주며 격려를 아끼지 않고 수정하는 데 큰 도움을 준 아내, 행복을 주는 두 아들, 제가 여기에 있게 해 주신 부모님. 혈액투석 환자들을 같이 돌보며 동고동락하는 병원 직원들과 김지현 원장, 글을 시작할 때부터 응원해 준 장일수 원장, 꼼꼼히 검토해 준 김희준 원장. 의사가 될 수 있게 해 주신 은사님, 제가 신장내과전문의가 될 수 있게 가르쳐 주신 강종명 교수님, 김근호 교수님, 이창화 교수님, 채동완 교수님, 나기영 교수님, 진호준 교수님, 감사드립니다. 그리고 어려운 문제가 있을 때 내 일처럼 같이 고민해 주신 선배님들, 부족한 제 글을 마무리할 수 있도록 도와주신 책과나무 출판사 양 대표님, 끝으로 이 책을 쓸 수 있도록 영감을 주고 환자와 보호자의 시각에서 수정할 수 있게 도와준 사랑하는 사람에게 이 글을 드립니다.